Gノート別冊

医師のための
介護・福祉のイロハ

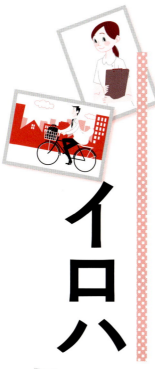
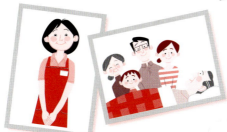

多摩ファミリークリニック院長
大橋博樹［編集］

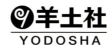
羊土社
YODOSHA

謹告

　本書に記載されている診断法・治療法に関しては，発行時点における最新の情報に基づき，正確を期するよう，著者ならびに出版社はそれぞれ最善の努力を払っております．しかし，医学，医療の進歩により，記載された内容が正確かつ完全ではなくなる場合もございます．

　したがって，実際の診断法・治療法で，熟知していない，あるいは汎用されていない新薬をはじめとする医薬品の使用，検査の実施および判読にあたっては，まず医薬品添付文書や機器および試薬の説明書で確認され，また診療技術に関しては十分考慮されたうえで，常に細心の注意を払われるようお願いいたします．

　本書記載の診断法・治療法・医薬品・検査法・疾患への適応などが，その後の医学研究ならびに医療の進歩により本書発行後に変更された場合，その診断法・治療法・医薬品・検査法・疾患への適応などによる不測の事故に対して，著者ならびに出版社はその責を負いかねますのでご了承ください．

序

　ある肝細胞癌の終末期の患者さんを在宅診療で受け持ったときのことです．訪問看護師からこんな連絡がありました．「○○さん，徐々に状態が悪化してきていて，ベッドからの起き上がりも難しくなってきました．すぐにクヘン（区変）をかけて，ホーカン（訪看）も医療で入った方がよいでしょうか？」当時の私には何を言っているかさっぱりわかりませんでした．しかし，まだ若手で背伸びしたい気持ちが大きかった私は，知ったかぶりをして「はい，お願いします」と言ってしまったのを覚えています．

　多職種連携の重要性があらゆる場面で強調されています．しかし，多職種であるがために，医療者である私たちが知らない業界用語，仕組み，お作法が存在します．福祉・介護の関係者は，医療者が当然それを理解したうえで，連携をしていると考えてしまいがちですが，実は必ずしもそうではありません．そのような隙間を埋めるべく初心者向けの介護・福祉の基本を学んでいただくのが，本書のねらいです．介護認定の仕組みから，介護費用の概要，またさまざまなサービスの内容など，そんなことは今さら恥ずかしくて聞けないというレベルから詳しく解説してあります．また，多職種連携の重要性を理解するためには，それぞれの職種の業務内容や，具体的な多職種連携の方法についても知らなければいけません．それらについても，現場ですぐに活かせる具体的な解説を心がけました．限られた誌面ですので，網羅することはできませんし，また初心者ではない方には少々簡単すぎるというご批判もあるかもしれません．ぜひ，本書で基礎を学んだ後は，現場に出て学び，他の書物で理解を深めてください．本書が，現場で毎日真面目に患者さんや家族に向き合っている方々の地域へ踏み出す一歩の助けになれば幸いです．最後に，本書発行にあたり，本当に温かい眼で私たちにお付き合いいただいた株式会社羊土社の庄子美紀さま，松島夏苗さまに心から御礼申し上げます．

2016年3月

多摩ファミリークリニック
大橋 博樹

Gノート別冊

医師のための 介護・福祉のイロハ

主治医意見書のポイント、制度・サービスの基本から
意外と知らない多職種連携のあれこれまで

目 次

● 序 .... 大橋博樹

基礎編

1 介護認定審査の裏側
これを知れば，あなたの書く主治医意見書が変わります .... 大橋博樹　10

2 訪問看護ってどんなことをしているの？
介護保険の訪問看護？ 医療保険の訪問看護？
病院とは違う看護師さんのお仕事 .... 喜瀬守人　19

3 訪問看護師さんの1日をのぞいてみよう！
在宅医療のパートナー！
訪問看護の実際とは？ .... 佐藤永子，小野祥代，髙木 暢　29

4 施設入所っていうけれど，あなたの患者さんに最適な介護施設とは？
老健・特養・有料老人ホーム・サ高住…
きちんと理解していますか？ ……………………………… 堀越 健　42

5 通所サービスのあれこれ
デイサービスとデイケアの違いは？
半日デイって？ ……………………………………………… 髙木 暢　55

6 ケアマネさんのお仕事・地域包括支援センターって？
介護・福祉の相談窓口，でも意外と知らない
その業務内容とは？ ………………………………………… 髙木 暢　64

7 訪問歯科でできること
知っているようで知らない訪問歯科の診療内容とは？ …… 木森久人　75

8 ヘルパーさんにどこまで頼めるの？
ヘルパーさん（訪問介護員）は介護のプロ！
患者さんの自立をサポートします ………………………… 樫尾明彦　89

9 在宅リハって何をしているの？
在宅でもリハはできる！ ゴール設定は？ 指示の出し方は？
リハスタッフと仲良くしよう！ …………………………… 佐藤健一　98

10 福祉用具＆住宅改修のあれこれ
「ベッドを借りたい」「手すりをつけたい」
そんな思いに応えます ……………………………………… 増山由紀子　111

11 在宅診療にかかわる保険点数の超基本
在宅診療は高点数，患者さんの自己負担は？
これだけは押さえておきましょう ………………………… 大橋博樹　120

12 在宅診療にかかわる公費負担医療制度とは？
私たちから患者さんに負担軽減を提案しましょう ………… 大橋博樹　128

実践編

1 やっていますか？ 退院時カンファレンス
一度はじめたらやめられない，そのメリットとは？ ……………………… 堀越 健 138

2 サービス担当者会議，略して「サ担会」！参加していますか？
その前に聞いたことがありますか？ ……………………………………… 八田重雄 149

3 多職種連携（IPW）とは
やっているけれど，何かしっくりこないあなたのために ……………… 孫 大輔 158

4 こうすれば多職種で患者が見えてくる！
見える事例検討会®の実際 ………………………………………………… 八森 淳 166

5 薬剤師さんともっと連携しよう
薬剤師さんは訪問診療における大切なパートナーです ………………… 八田重雄 179

6 多職種連携で必要なコミュニケーションスキル
介護者にちゃんと伝わっていますか？
トラブルを未然に防ぐには？ ……………………………………………… 松田 諭 192

7 こんなに使える！ ICTツール［前編］
患者さんの思いや情報をリアルタイムで共有しよう ……… 武智峰樹，中山明子 204

8 こんなに使える！ ICTツール［後編］
多職種連携ツールを選ぼう！ …………………………………… 武智峰樹，中山明子 213

9 さまざまなトラブルを多職種で解決！
得意分野で助け合える最強チームをつくろう！ ………………………… 髙木 暢 229

資料編

1 主治医意見書作成のためのチェックリスト …… 大橋博樹 246

2 在宅医療導入時チェックシート …… 髙木 暢 250

3 ポリファーマシー防止のためのチェックリスト …… 八田重雄 253

4 使える文献＆ツール集 …… 堀越 健 257

● 索 引 …… 260

Column

もっと知りたい！移送サービス …… 土田知也 134

もっと知りたい！往診カバンの中身［基本セット編］…… 鶴岡優子 239

もっと知りたい！往診カバンの中身［オプション編］…… 鶴岡優子 242

執筆者一覧

■ 編　集

大橋博樹	(Hiroki Ohashi)	多摩ファミリークリニック

■ 執筆者 (掲載順)

大橋博樹	(Hiroki Ohashi)	多摩ファミリークリニック
喜瀬守人	(Morito Kise)	医療福祉生協連家庭医療学開発センター（CFMD）/久地診療所
佐藤永子	(Eiko Sato)	多摩ファミリークリニック
小野祥代	(Sachiyo Ono)	多摩ファミリークリニック
髙木　暢	(Mitsuru Takagi)	多摩ファミリークリニック
堀越　健	(Ken Horikoshi)	多摩ファミリークリニック
木森久人	(Hisato Kimori)	あしがら西湘歯科診療所
樫尾明彦	(Akihiko Kashio)	医療福祉生協連家庭医療学開発センター（CFMD）/和田堀診療所
佐藤健一	(Kenichi Sato)	Healthway Japanese Medical Centre
増山由紀子	(Yukiko Mashiyama)	医療生協さいたま大井協同診療所
土田知也	(Tomoya Tsuchida)	川崎市立多摩病院総合診療内科
八田重雄	(Shigeo Hatta)	多摩ファミリークリニック
孫　大輔	(Daisuke Son)	東京大学大学院医学系研究科医学教育国際研究センター
八森　淳	(Atsushi Hachimori)	株式会社メディコラボ研究所
松田　諭	(Satoshi Matsuda)	北海道家庭医療学センター栄町ファミリークリニック
武智峰樹	(Mineki Takechi)	富士通株式会社
中山明子	(Akiko Nakayama)	大津ファミリークリニック・音羽病院家庭医療科
鶴岡優子	(Yuko Tsuruoka)	つるかめ診療所

基礎編

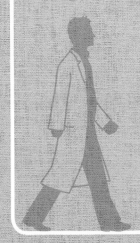

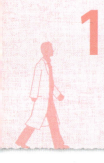

基礎編

1 介護認定審査の裏側
〜これを知れば，あなたの書く主治医意見書が変わります

大橋博樹

1 患者さんのタケさんに介護保険サービスを使いたい，まずはどうする？

　高血圧症で数年前から定期通院中のタケさん（82歳，女性）．2週間前に自宅で転倒して腰椎圧迫骨折の診断を受けました．1週間の入院により，何とか自宅に戻れるまで回復したものの，同居の長男夫婦からは，何だか認知症が進んだかもしれないとの指摘も．これを機に介護保険サービスを使いたいと考えています．まずは，主治医として何をしたらよいでしょうか．
　介護保険サービスを使うには，患者さんやその家族の申請からはじめる必要があります．概要を見てみましょう．

1）市町村の役場で申請をする
　まずは市町村に要介護認定の申請を行い，要介護・要支援認定を受けなければ，サービスを利用することはできません．

2）訪問調査を受ける
　市町村は，訪問調査員を派遣して調査を行い，その調査結果と主治医意見書の意見をコンピュータに入力します．ソフトウェアは，調査項目ごとに設けた選択肢によって，高齢者を分類して，そこから要介護認定等基準時間

（要介護度を計算する点数のようなイメージ）を推計するシステムになっています．要介護認定等基準時間は5つの分野に分かれており，それを合計して，介護保険サービスが必要か，どのくらい必要かを推計して，仮の要介護度を決めます（一次判定といいます）．

3）要介護認定を受ける

　市町村に設置された介護認定審査会が，1次判定の結果をもとに合議を行い，訪問調査の特記事項や主治医意見書などを加味して，最終的に非該当・要支援1〜2・要介護1〜5の判定（2次判定）を行います．

4）サービス事業者がサービスを提供する

　要介護者は専任のケアマネジャーが，要支援者は地域包括支援センターの職員がケアプランを作成し，サービスが導入されます．

5）利用者はサービス費用の1割を負担する

　認定された要介護度の範囲内での利用はすべて1割負担です．それを超えてのサービスは原則として10割負担となります．

　介護保険サービスを使うにはこのような流れになります．本稿ではこのうち，訪問調査や介護認定審査会について説明し，主治医意見書の重要性や記入の際のポイントについて解説します．

2 訪問調査とはどのような調査？

　訪問調査は市町村職員や委託を受けた事業所の職員が，患者さんの自宅や入所中の施設，入院中であれば病院を訪れて行われます．調査では，概況調査・基本調査・特記事項の3部から構成される認定調査票を用います．

　概況調査は，氏名・年齢・住所などの基本情報です．基本調査は7分野の心身の状況に関する調査（表1a）・12項目の特別な医療に関する調査（表1b）・3項目の生活機能に関する調査（表1c）から成ります．特記事項は認定調査票の記入時の判断に迷ったときや追加記入すべきと調査員が判断した

表1 訪問調査における基本調査

a) 心身の状況に関する調査

①身体機能・起居動作	麻痺, 拘縮, 歩行, 洗身, 視力 など
②生活機能	移乗, 嚥下, 排尿, 口腔清潔, 外出頻度 など
③認知機能	意思の伝達, 日課の理解, 短期記憶, 徘徊 など
④精神・行動障害	被害的, 作話, 昼夜逆転, 介護に抵抗 など
⑤社会生活適応	薬の内服, 金銭管理, 日常の意思決定 など
⑥特別な医療	点滴, 中心静脈栄養, 透析, ストーマ など
⑦日常生活自立度	寝たきり度, 認知症度

b) 特別な医療に関する調査

① 点滴の管理	⑦ 気管切開の処置
② 中心静脈栄養	⑧ 疼痛の看護
③ 透析	⑨ 経管栄養
④ ストーマの処置	⑩ モニター測定
⑤ 酸素療法	⑪ 褥瘡の処置
⑥ レスピレーター	⑫ カテーテル

c) 生活機能に関する調査

① 日中の生活
② 外出頻度
③ 家族, 居住環境, 社会参加

上記3項目によって廃用（生活の不活発さ）の程度を把握する。

（文献1を参考に作成）

場合に，各項目ごとに記述式で記入します．この特記事項が，後の介護認定審査会で重要な資料となります．

　訪問調査員はこれらを患者さん本人や家族からの聞き取りを中心に記入していきます．

3 1次判定の仕組み

　1次判定では，訪問調査と主治医意見書から介護の手間にかかる時間（要介護認定等基準時間）を判断し，その時間に応じて仮判定を行います．これはコンピュータによって判定されます．時間によって表2のような区分となっていますが，**ここで注目したいのが，要支援2と要介護1です**．同じ基準時間になっていますね．ここが，介護保険認定でのキモの1つです．それについては，後述します．

表2 要介護度別の状態

	内容
要支援1	日常生活の基本動作はほぼ自分で行えるが，家事や買い物などに支援が必要な状態（要介護認定等基準時間が25分以上32分未満）
要支援2	要支援1の状態からわずかに能力が低下し，何らかの支援が必要な状態（要介護認定等基準時間が32分以上50分未満）
要介護1	起立や歩行などに不安定さが現れ，入浴や排泄などに一部介助または全介助が必要（要介護認定等基準時間が32分以上50分未満）
要介護2	自力での起立や歩行が困難．入浴や排泄などに一部介助または全介助が必要（要介護認定等基準時間が50分以上70分未満）
要介護3	起立や歩行は不可能．入浴や排泄，衣服の着脱などに全介助が必要（要介護認定等基準時間が70分以上90分未満）
要介護4	介護なしに日常生活を送ることが困難．入浴，排泄，衣服の着脱などに全介助，食事摂取に一部介助が必要（要介護認定等基準時間が90分以上110分未満）
要介護5	日常生活のほぼすべてにおいて全介助が必要（要介護認定等基準時間が110分以上）

文献1より引用

4 介護認定審査会の実際

　介護認定審査会は5人を標準として，市町村から委託された委員で構成されます．多くは医師が委員長で，歯科医師や看護師，地域包括支援センターの職員などが委員になることが多いようです．

　1次判定の結果はあくまでも仮判定であり，介護認定審査会での2次判定が最終的な判定として患者さんに通知されます．では，介護認定審査会では具体的にどのような内容が話し合われているのでしょうか．

　話し合いのポイントは3つです．

①訪問調査によって得られたチェック項目の評価が正しいか？
②訪問調査の特記事項や主治医意見書から判断して，通常よりも介護の手間がかかるかどうか？
③要支援2・要介護1の判定

それぞれについて解説していきます．

1) 訪問調査によって得られたチェック項目の評価が正しいか？

例えば，主治医意見書に「ここ数カ月，たびたび転倒をくり返しており，打撲や骨折のエピソードがあった」と記載があるのに，訪問調査では「移動や移乗が自立」という評価であれば，これは正しくありません．少なくとも見守りや一部介助が必要でしょう．自立から見守りに評価が変わると前述の「介護の手間がかかる時間」が多くなり，要介護度が1次判定より高くなることがあります．

2) 訪問調査の特記事項や主治医意見書から判断して，通常よりも介護の手間がかかるかどうか？

例えば，寝たきりでほぼ全介助の方がいたとします．1次判定では要介護4となっていますが，身長・体重を見ると，180 cm・95 kgでした．身体の小さい方に比べ，体位交換や移動などに，多くの介護の手間がかかります．そのような際は，通常より介護の手間がかかると判断し，要介護5に判定が変わることもあります．

3) 要支援2・要介護1の判定

先程述べましたが，**表2**にあるように，要支援2と要介護1は1次判定で同じ基準時間になっています．それでは，どのようにしてこの2つを区別するのでしょうか．それは2つのポイントで判断します．**1つは，認知症か否か？　もう1つは，今後6カ月以内に状態が変化して介護の手間が増すかどうかです**．認知症については，訪問調査の際も日時を聞いたり，三品テストを実施したりしますが，主治医意見書にMMSE（mini-mental state examination）などの点数が記載されていると，重要な根拠となります．また，6カ月以内に介護の手間が増すかどうか（状態が不安定か安定か）というのも，訪問調査のみでは判断しにくいため，主治医意見書の記載内容が重要となります．詳しくは後述します．

要支援2と要介護1には大きな違いがあります．要支援は予防給付であり，ケアプランもケアマネジャーではなく，地域包括支援センターが作成します．また，特別養護老人ホーム（特養）や介護老人保健施設（老健）は要支援では入所できません．認定の更新などによって，要介護から要支援に要介護度

が下がると，施設から出なければならなくなり，これは患者さんにとっても大きな出来事になるわけです．もちろん，病状がよくなり在宅復帰することができればそれは本来のあるべき姿ですが，主治医意見書が不十分で正しい判定が受けられない結果だった場合は，大きな不利益を患者さんが被ることになります．

　また，この仕組みで注意しなければいけないのは，更新認定の結果，要介護2から要支援2にいきなり下がることもあるということです．比較的病状や介護の手間が安定し（変化がないということ），認知症がない患者さんであれば，介護の手間が少し減っただけで，要支援2まで下がる（認知症もない，介護の手間も増える見込みがないため，要介護1の要件にあてはまらない）ということになります．実際の現場では，このような判定により，サービスの大幅な変更を迫られる患者さんもときどき見受けられます．

5 では，主治医意見書作成のポイントは？

1) きちんと診察して評価を

　診察の目的は介護の手間を評価することです．まずは，本人や家族に困っていることを聞きましょう．困っていることそのものが，介護の手間となります．「トイレ周りは汚れていませんか？」や「薬やお金の管理はご自身でできていますか？」などと，なるべく具体的に聞いてみましょう．普段当たり前に行っていることだと，本人や家族も介護の手間だと感じないことも多いです．また，本人のみであると，大丈夫と言われることも多いです．家族や介護者，ケアマネジャーなどの同伴が重要です．

2) 治療の詳細よりも介護の手間の詳細を

　主治医意見書には「傷病に関する意見」という記述欄があります．真面目な主治医ほど，具体的な治療内容（化学療法のレシピまで）書いてあることがありますが，これはあまり意味がありません．そもそも，介護認定審査委員のほとんどは，非医師です．また，ここでは治療内容というよりは「どのくらい介護の手間がかかるか」が重要になります．例えば，パーキンソン病

の患者さんであれば「すくみ足による歩行障害が顕著であり，常に見守りが必要．夜間せん妄もあり，深夜も目が離せない」というような内容が知りたいのです．

3) 転倒や誤嚥のリスクは必ず記載を

　転倒や誤嚥のリスクは，1回限りの訪問調査では評価が難しいことも多いです．転倒や誤嚥のエピソードがあった場合は必ず記載してください．また，頻度も重要です．「ほぼ毎週転倒している」という記載があれば，認定審査会でも2次判定の大きな根拠になります．

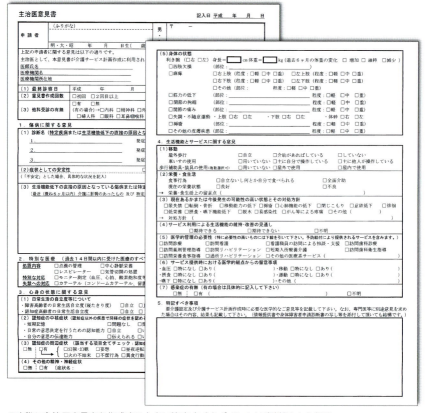

※実際に主治医意見書を作成するときに注意すべきポイントは資料編-1を参照．

4) 認知症がある際は根拠を示して

　認知症の有無については，主治医意見書と訪問調査の間で評価が分かれることが少なからずあります．訪問調査では，三品テストによる短期記憶の評価や日時の理解度などを見ていますが，1回のみの評価であり，MMSEなどの根拠ある認知症の診断が主治医意見書にあれば，2次判定では「認知症あり」の評価になることが多いです．特に，要支援2と要介護1の判定になる患者さんの場合は重要となります．

5) 介護認定における「不安定」とは？

　介護認定における不安定とは，6カ月以内に介護の手間が増す可能性が高いことをいいます．姿勢が不安定で転びやすくても，介護の手間が増える可能性が低ければ，介護認定のうえでは「安定」です．病状が不安定だとしても，介護の手間が増えなければ「安定」です．ここが，介護認定独特の考え方ですので注意が必要です．主治医意見書の「1．傷病に関する意見」の「(2)症状としての安定性」や「(3) 生活機能低下の直接の原因となっている傷病または特定疾病の経過及び投薬内容を含む治療内容」の欄に，「〜のような理由で，今後6カ月以内に介護の手間が増す可能性が高い」と具体的に記載してあると，認定審査会では不安定の根拠として審議されます．

6) 特記事項を有効に活用

　「5．特記すべき事項」はなかなか数値化できない介護の手間や主治医が考える必要なサービスなどを自由記載します．「夜間の大声がひどく，同居の家族が眠れていない」など，具体的な記載が理想的です．また，自動車も運転できるような患者さんであるにもかかわらず，訪問看護や訪問診療が必要などの記載をすると，この主治医は在宅医療をわかっていないと判断されますので要注意です．

6 まとめ

　介護や福祉の制度について初心者である方にも理解していただけるよう，制度の基礎から必要なポイントを抜粋して解説しました．不十分な部分もあ

りますが，わかりやすさを重視していますのでご容赦ください．

さて，冒頭で紹介したタケさんですが，腰椎圧迫骨折による痛みのため，移動・移乗が困難，トイレや入浴も一部介助が必要，認知症症状も出てきたなどの内容を記載して，主治医意見書を提出しました．その結果，要介護2との判定を受け，訪問リハビリなどのサービスが導入されました．

主治医意見書は，受け持ち患者のこれからの人生を左右する重要な資料です．ここで取り上げたポイントを参考に，正確で患者本位の意見書を作成してください．また，意見書作成には介護・福祉制度の理解が不可欠です．本書を参考にして，患者さんに必要なサービスをイメージした主治医意見書を作成できれば，あなたもエキスパートです．資料編-1に主治医意見書作成のためのチェックリストをまとめました．併せて参考にしてください．

文　献
1）「最新介護保険の基本と仕組みがよ～くわかる本 第4版」(高室成幸/監)，秀和システム，2012

基礎編

2 訪問看護ってどんなことをしているの？

〜介護保険の訪問看護？ 医療保険の訪問看護？
病院とは違う看護師さんのお仕事

喜瀬守人

1 はじめに

　前稿（基礎編-1「介護認定審査の裏側」）でご紹介した，転倒による腰椎圧迫骨折で入院していたことを機に介護保険サービスの利用を開始したタケさん（82歳，女性）．訪問リハビリやデイサービスを利用しながら在宅療養を続けていましたが，腰痛の悪化のため外出が困難になってしまいました．主治医として次に何を行うべきでしょうか．

　高齢化，疾病構造の変化，病院の疲弊，医療費の増大，市民の意識の変化…，さまざまな要因により「病院から在宅へ」ケアの場がシフトしていくなか，医療・介護における訪問看護の役割は確実に大きくなっています．しかし，病院や診療所で働く看護師と違って，訪問看護師とはなかなか接点をもてないために，訪問看護師の仕事を具体的にイメージしにくいと感じている医師もいるのではないでしょうか．本稿では，訪問看護の現状や制度，医師とのかかわり方について概略を述べたいと思います．なお，ここでたびたび述べている「病院」は特に断りのない限り地域の基幹病院クラスを想定しています．

2 訪問看護師の業務を見てみよう

　訪問看護とは，疾病や負傷により在宅で継続して療養を受ける状態にある患者さんに対して，その患者さんの居宅で看護師などが行う療養上の世話や必要な診療の補助のことを言います．具体的には，以下のようなサービスが含まれます．

〔訪問看護のサービス内容〕

- 療養上の世話：身体の清拭，洗髪，入浴介助，食事や排泄などの介助・指導
- 医師の指示による医療処置：主治医の指示にもとづく医療処置
- 病状の観察：病気や障害の状態，血圧・体温・脈拍などのチェック
- 医療機器の管理：在宅酸素療法，人工呼吸，輸液などにかかわる医療機器の管理
- ターミナルケア：がん・非がん患者の終末期において，自宅で過ごせるように援助
- 褥瘡の予防・処置：褥瘡防止の工夫や指導，褥瘡に対する外用薬や被覆材による処置
- 在宅リハビリテーション：拘縮予防や機能の回復，嚥下訓練など
- 認知症ケア：事故防止など，認知症介護の相談・工夫をアドバイス
- 家族・介護者への介護支援・相談：介護方法の指導のほか，さまざまな相談への対応
- 介護予防：低栄養や運動機能低下を防ぐアドバイス

　この内容だけなら，病院や診療所の看護師と大きく変わらないと感じるかもしれません．また，2～3次救急，手術介助，集中治療などといった高度医療における役割を訪問看護師が直接担うわけではありません．一方で，病院という非日常から自宅という日常へと患者さんの療養の場が移ったことにより，患者全体についてより広い範囲のケアをしなければならないこと，患者さんの生活により近い環境で看護を提供することなどが，訪問看護の特徴と言えます[1]．また，居宅での療養において訪問看護師は，患者・家族を直

接ケアすること以外に，ケアマネジャーや介護施設の職員との連携や交渉，居宅サービス事業者への助言，医療を含むケアの内容についての医療機関との調整など，医療と介護を結びつけることにも重要な役割を担っています[2]．これらのことから，訪問看護師は看護においてジェネラリスト的な働きを求められていると言えるでしょう．

3 制度と費用についても知っておこう

1) 医療保険と介護保険の違いとは？

「この患者さんは医療保険で（訪問看護に）入っているので，訪問看護の日は訪問診療には行けませんよ」と言われたことはないですか？外来の診療では，使っている保険の種類によって受診に制限がかかることがほとんどないので，このような状況に遭遇すると最初は戸惑うと思います．訪問看護は介護保険と医療保険，両方の制度を利用することが可能です．医療保険の対象となるのは難病や終末期の患者さん，急性増悪した患者さんなどで，2011年の時点で年間約10万人が利用しています．一方，介護保険の対象となるのは慢性期の状態が安定した65歳以上の患者さんが療養上の世話を必要とするときで，約29万人が利用しています[3]．

介護保険の給付は医療保険の給付より優先されるため，要介護認定者に対する訪問看護は，原則として介護保険で提供されます．ただし，①40歳未満または40～64歳で介護保険の対象にならないとき，②末期の悪性腫瘍など厚生労働大臣が定める疾病等（表1）に該当するとき，③急性増悪などで主治医が頻回の訪問看護が必要と判断した（特別訪問看護指示書を交付した）ときには，医療保険での訪問看護が認められています．逆に言うと，65歳未満で表1に該当する疾患がない患者さんは，どちらの制度も利用が難しくなってしまいます．また，もし訪問看護を医療保険を使って実施している場合，同日に訪問診療が行われた場合に算定できなくなることがあるので，注意が必要です．なお，介護保険で訪問看護を実施している場合は，訪問看護と訪問診療を同日に行うことがケアプランに盛り込まれていれば同日算定が可能です．

表1　厚生労働大臣が定める疾病等一覧

● 末期の悪性腫瘍	● プリオン病
● 多発性硬化症	● 亜急性硬化性全脳炎
● 重症筋無力症	● ライソゾーム病
● スモン	● 副腎白質ジストロフィー
● 筋萎縮性側索硬化症	● 脊髄性筋萎縮症
● 脊髄小脳変性症	● 球脊髄性筋萎縮症
● ハンチントン病	● 慢性炎症性脱髄性多発神経炎
● 進行性筋ジストロフィー症	● 後天性免疫不全症候群
● パーキンソン病関連疾患（進行性核上性麻痺，大脳皮質基底核変性症およびパーキンソン病）	● 頸髄損傷
	● 人工呼吸器を使用している状態
● 多系統萎縮症	

注）パーキンソン病については，Hoehn-Yahr重症度分類が3度以上であって生活機能障害度がII度またはIII度のものに限る.
（平成22年厚生労働省告示第74号改定）

2) 訪問看護の算定額はどうやって決まる？

　費用についても大まかなイメージをもっておくことが，患者さんのケア全体を組み立てるうえでの参考になります．介護保険を利用する場合，要介護度によって月間の支給限度額が決まっています．利用者の自己負担は原則1割です．医療保険では月間の支給限度額はなく，利用者の加入保険により1〜3割の自己負担が発生します．病院や診療所から直接看護師が訪問する場合は，基本的には指示を行う医師の診察の日から1カ月以内に訪問看護を行った場合に算定できます（実際には，施設の要件や提供するサービスの内容によっても変化します）．

　医師が訪問看護指示書を作成した場合，月1回に限り300点を算定することができます．訪問看護指示書の有効期間は最大6カ月ですが，病状が不安定であれば短い期間で，患者さんの経済状況が厳しい場合は長い期間で設定するなどしてください．また，病状から週4回以上の頻繁な訪問が必要となる患者さんへのケアのため，特別訪問看護指示書を作成することができます．これは通常は月1回に限り100点の加算となりますが，気管カニューレ挿入

中や，真皮を越える褥瘡の患者さんのケアにおいては月2回まで算定することができます．

注：報酬点数については，平成26（2014）年度介護・診療報酬に基づいて記載しています．

4 訪問看護指示書の記載のポイントは？

　医師と訪問看護師をつなぐものとして重要なのが，訪問看護指示書です．医師にとっては数多くある書類の1つと考えがちですが，訪問看護師にとっては自分たちの行為の根拠になる重要な書類です．医療行為に関する指示だけではなく，QOLのゴール達成のための生活を支援するケアの提供全般について，医学的留意点や注意事項を表現したものであることが望ましいと考えます．とは言え，具体的に何をどこまで記載するか判断に迷うこともあると思います．

　訪問看護指示書の書式は，表2で示したような様式として定められています．そのなかでも記載の際に特に迷いがちな項目やポイントとなる項目について具体的に説明します．

1) 指示期間

　訪問看護指示書の指示期間は，1カ月から最長6カ月の範囲で，主治医が指示期間を決めて指示期間欄に記載します．特に記載しなかった場合の期間は1カ月になります．

2) 主たる傷病名

　訪問看護の利用者が，介護保険と医療保険のどちらが優先になるのかについては，訪問看護指示書に記載されている疾患名が判断の基準になります．**表1**の疾患名が記載されていれば医療保険が適用できます．

3) 褥瘡の深さ

　特別管理加算を算定する場合や特別訪問看護指示書を月2回交付する場合，当該欄に「真皮を越える褥瘡の状態」であることを記載する必要があります．

表2　訪問看護指示書の記載項目

- 指示期間
- 主たる傷病名
- 病状・治療状態
- 投与中の薬剤の用量・用法
- 日常生活自立度
- 要介護認定の状況
- 褥瘡の深さ
- 装着・使用医療機器等（例：酸素療法，中心静脈栄養，経管栄養，留置カテーテル，など）
- 留意事項および指示事項
    ・療養生活指導上の留意事項
    ・リハビリテーション
    ・褥瘡の処置等
    ・装着・使用医療機器等の操作援助・管理
    ・その他
- 在宅患者訪問点滴注射に関する指示
- 緊急連絡先および不在時の対応法
- 特記すべき留意事項
- 他の訪問看護ステーションへの指示

4）留意事項および指示事項

　療養上の注意点を包括的に記載する欄です．装着・使用医療機器等の操作援助・管理など，看護師が行う診療の補助行為については，文書による具体的な指示が必要です．

①リハビリテーション：実施するリハビリテーションの内容，禁忌動作や体位，内科疾患を合併している場合の負荷量など
②褥瘡の処置等：処置の方法，使用薬剤，褥瘡の状態による薬剤の選択など
③装着・使用医療機器等の操作援助・管理：装着器具の種類やサイズ，カテーテルなどの交換頻度や注意点，トラブル発生時の対応方法など．在宅酸素療法の場合は安静時・労作時・就寝時の指示量，呼吸困難の際の注意点など
④その他：食事療法の指示や，排便コントロールの方法など

5) 他の訪問看護ステーションへの指示

複数のステーションを利用している場合，その名称を記載します．なお，指示書はそれぞれのステーションに対して作成する必要があります．

特別訪問看護指示書は，前述の通り患者さんの病状が悪化したり不安定だったりして，頻回の訪問看護が必要になった場合に交付します．介護保険対象の利用者は，医療保険に切り替わります．交付は原則として月1回ですが，気管カニューレを使用している場合と，真皮を越える褥瘡の状態にある場合については，月2回まで交付できます．指示期間は14日までで，月をまたいでも構いません．

在宅患者訪問点滴注射指示書は，週3日以上の点滴注射を行う必要を認め，訪問看護ステーションに対して指示を行う場合に交付します（書式は**表2**と同じ）．患者1人につき週1回（指示期間7日以内）に限り，月に何回でも交付できます．週3日以上の点滴を実施した場合，在宅患者訪問点滴注射管理料として60点を算定できますが，中心静脈栄養（TPN）は対象外です．

5 顔の見える関係をつくろう

病院で働く医師にとって，訪問看護はイメージのわきにくい現場の1つでしょう．医師にしても看護師にしても，キャリアの最初から一定期間は病院でのトレーニングになることが一般的ですから，病院での医療・看護のイメージは訪問診療・訪問看護に携わる医療職でもある程度つかむことができます．逆に，訪問診療や訪問看護を経験したことのない病院勤務の医師・看護師は数多くいるので，このギャップはある意味でしかたのないことかもしれません．また，訪問看護師の側からみても，医師とのかかわり方は課題の1つであり，医師との意見の食い違いが訪問看護師にとってのストレスになることが指摘されています[4]．双方にとって良好なコミュニケーションをいかに構築するかで，患者さんが病院と在宅を行き来するときの医療やケアの質が変わってくると考えられます．

表3に，医師と訪問看護師との主な連携場面をあげました．訪問看護師は

表3　医師と訪問看護師の主な連携場面

病院医師
- 高齢者救急場面における患者に関する情報収集など
- 退院調整・在宅移行時の意見調整・カンファレンス

診療所医師
（上記に加えて）
- 虚弱高齢者・困難事例に関する相談・調整など
- 訪問診療患者についての定期的なカンファレンス
- 要介護患者のサービス担当者会議

教育機会を通して
- 多職種によるカンファレンス・勉強会
- 医学生や研修医の訪問看護実習

医療的な見方と介護的な見方の双方を担っている立場にあります．病院の医師にとって訪問看護師は，患者・家族や介護関係者と医師をつなぐパートナーとして重要な役割を担っており[5]，上手に連携することで患者さんの治療や在宅療養をより高いレベルで遂行することができます．

また，訪問看護師は病院や診療所と違って患者宅に赴いて単独で仕事をするため，状況によっては高度な判断を1人で下さなければならない環境にあります．さらに，訪問看護ステーションは小規模の事業所が中心であり，病院に比べて生涯学習のリソースは不足しがちです．これらのことから，直接的な患者さんのケアにかかわることだけではなく，相互学習の機会としてカンファレンスや勉強会を開催することが，連携を深める1つの手段になりうると考えます．

おわりに

さて，冒頭に紹介したタケさんですが，症状観察と生活指導が必要と判断し，腰痛が改善するまでの間，週1回の訪問看護を導入することにしました．

以前ほど，医師が他の医療スタッフより上の立場だという認識をしている人は多くありませんが，それでも他職種から見て対等な立場とは言えないとみなされていることもまだ確かで，医師に遠慮してなかなか意見を言えない，

逆に医師の指示に対して受け身になってケアを行ってしまう，という場面に現場ではよく遭遇します．よりよい連携のためにはフラットな関係でお互いの立場や意見を尊重できることが必須であり，そのためにはまず医師が訪問看護やそこで働く看護師のことを知ろうとすることが第一歩，身軽なフットワークで訪問看護師たちとコミュニケーションを図ることが次の一歩だと考えます．

> ▶ **コラム：訪問看護と二人三脚で取り組んだ事例**
>
> 　これまでさまざまな事例を経験しましたが，そのなかでも特に訪問看護を導入してよかった！と思える実例を紹介します（一部改変してあります）．
>
> 　68歳男性の末期がん患者さん．近隣の総合病院で入院治療を受けていましたが，積極的治療の適応がない，医療費が支払えない，本人の在宅希望という理由により，退院後の訪問診療についてクリニックへ依頼があったケースです．訪問開始時のプロブレムリストは以下の通りでした．
>
> #1 胃がん，肝転移，腹膜播種　　#5 独居，介護力不足
> #2 低栄養　　　　　　　　　　#6 劣悪な住居環境
> #3 廃用症候群，臥床傾向　　　　#7 療養費・生活費に対する不安
> #4 仙骨部褥瘡
>
> 　この患者さんは木造平屋建ての一軒家に1人で住んでいましたが，部屋中に物が散乱して足の踏み場に困るほどで，板敷きの居間に薄い布団を敷いてあり，しかも線路に隣接していて騒音がひどい状態でした．トイレ移動のため自宅内を這って移動する程度のADLであり，食事は配食サービス，買い物や洗濯はヘルパーにすべて依頼しました．収入は限られた年金のみでしたが，自宅が持ち家だったため生活保護の申請はできませんでした．
>
> 　がん性疼痛のためオピオイドを使用中でしたが，疼痛コントロールが不十分でレスキューのモルヒネを併用していました．軽度の認知機能低下もあり，服薬は滞りがちで自己管理は難しいと判断しま

した．仙骨部褥瘡についても，セルフケアは難しいうえ，衛生環境も不十分でした．

　このケースで訪問看護の果たした役割について，分類して記述します．

- 医学的なケア：がん性疼痛に関する疼痛評価と服薬指導，褥瘡のケアについては医師のみの介入では明らかに不十分でした．訪問看護師の報告をもとに治療方針を変更したり，新たな指示を出したりすることができました．
- リハビリテーション：拘縮予防も兼ねたベッド上での運動，嚥下機能の確認などをお願いしました．
- 生活の援助：排泄や入浴の介助，清拭など，ADL低下のため本人では困難な部分について，身体介助を担ってもらいました．
- 患者と医師のつなぎ役として：患者さんの生活背景，親類や近隣との付き合い，前医に対する思い，現在の苦痛などの情報の把握は医師の訪問だけでは困難でした．訪問看護師が聞き取った情報を踏まえて患者さんの意向に沿う形で各種ケアを実行しました．

　典型的な困難事例であり，主治医と訪問看護師だけではなく，ヘルパー，ケアマネジャーなども一丸となって取り組んだケースでした．居宅療養の期間中もさまざまな困難がありましたが，最終的には在宅で看取ることができました．

文　献

1) 木下由美子：総論　訪問看護って素晴らしい．ナーシング・トゥデイ，25：18-19，2010
2) 中川陽子，笠置恵子：在宅ケアシステムの中での訪問看護師の役割．医学と生物学，157：1191-1196，2013
3) 厚生労働省．平成24年介護サービス施設・事業所調査の概況：
　http://www.mhlw.go.jp/toukei/saikin/hw/kaigo/service12/dl/gaikyo.pdf
4) 小田美紀子：訪問看護師における職務ストレスの現状と課題　A県の訪問看護師を対象としたアンケート調査を通して．日本看護学会論文集：看護管理，41：83-86，2011
5) 和田博隆：医師以外の専門職　在宅医療における訪問看護師の役割．治療，95：233-237，2013

基礎編

3 訪問看護師さんの1日をのぞいてみよう！
～在宅医療のパートナー！訪問看護の実際とは？

佐藤永子，小野祥代，髙木 暢

1 はじめに

「訪問看護師ってどんなことをしてくれるの？」
「病院の看護師と何が違うの？」
「訪問診療が入るから，訪問看護はいらないかな？」
　訪問看護という言葉は世間に認識されていますが，実際その内容を理解されている方は少なく，しばしばこのような声を聞きます．
　本稿では私たち訪問看護師の仕事内容・想い・困っていることを知っていただきたいと思います．

2 訪問看護を行う事業所はどんな所？

　主に訪問看護を担っているのは，訪問看護ステーションです．独立採算による運営・経営を原則とします．看護師（または保健師，助産師）が都道府県知事等の指定を受けて，常勤換算2.5人で開設できます．2014年の統計では全国の訪問看護ステーションの稼働数は7,473カ所となっています（一般社団法人全国訪問看護事業協会調べ）．

訪問看護ステーションの主な形態

- 看護師5～6人の小規模の事業所が多い．
- 業務時間9：00～17：00，土日祝日・年末年始休み
- 業務時間外はコール対応（24時間連絡体制加算の届け出をしている事業所のみ）．コールの内容により，①電話対応のみ，②緊急訪問看護，③主治医コールという対応をとる．
- プライマリーナーシング[※1]が主

特色のある事業所

- 看護師以外にもPT・OT・STを配置
- 24時間365日訪問看護対応
- 緩和ケア・褥瘡ケアにかかわる専門の研修を受けた看護師を配置
- 複合型サービス[※2]
- 定期巡回・随時対応型訪問介護看護[※3]

このように，一言に訪問看護ステーションと言っても，そのサービス内容はさまざまですので，患者さんの疾病・状態・家族の介護力等に応じて事業所を選ぶ必要があります．例えば，以下のように選択します．

※1 プライマリーナーシング：入院している患者さんに対して1人の看護師が「担当」となり，個々の患者さんに対して看護計画を立案，実施する看護方式．患者さんとの間に信頼関係が生まれやすく，より質が高く細やかな看護ケアを実践できる．看護師は担当患者や仕事に対して責任感と満足感が生まれ，患者さんは担当看護師に対して安心感が生まれやすい．看護師の力量によって看護ケアの内容に差がでてしまうデメリットもある．対義語はチームナーシング．

※2 複合型サービス：小規模多機能型居宅サービスに訪問看護を加えることで医療ニーズが高い患者さんに対応することができる．
厚労省ホームページより：http://www.mhlw.go.jp/stf/shingi/2r9852000001plgp-att/2r9852000001plj7.pdf

※3 定期巡回・随時対応型訪問介護看護：医療ニーズが高い患者さん対して医療と介護が24時間で連携するためのシステム．日中・夜間を通じて訪問介護と訪問看護の両方を提供して，定期巡回と随時の対応を行う．
厚労省ホームページより：http://www.mhlw.go.jp/file/06-Seisakujouhou-12300000-Roukenkyoku/0000077236.pdf

- がん患者さんで在宅看取りの方針 ➡ 24時間対応の訪問看護事業所
- リハビリ中心の患者さん ➡ PT・OTを配置している訪問看護事業所
- 介護力が弱い家族の場合 ➡ 複合型サービス

3 訪問看護師の1日は?

訪問看護師の1日のスケジュール例を紹介します．

8:30	始業
	本日のスケジュール確認
	申し送り ・コール対応があった場合は，その内容
	・変化があった患者さんの状態
	・新規の患者さんの情報 等
8:45	関係先・患者さんへ連絡
9:00	訪問看護
	計画された訪問看護を1看護師で午前に2～3件（1件の滞在時間：おおむね30～60分）
12:00	帰室
	管理者へ報告，関係先・患者さんへ連絡
	記録（訪問看護記録・訪問看護計画書・訪問看護報告書，等）
13:30	訪問看護
	計画された訪問看護を1看護師で午後に2～3件（1件の滞在時間：おおむね30～60分）
16:30	帰室 管理者へ報告，関係先・患者さんへ連絡
	記録（訪問看護記録・訪問看護計画書・訪問看護報告書，等）
17:00	終業（当番制でコール対応）
その他	● 急性増悪により指示が変更になった患者さんの訪問看護
	● 緊急訪問看護
	● 状況により往診医・ヘルパー訪問の時間に合わせて訪問看護
	● 退院前カンファレンスへの参加

- サービス担当者会議への参加
- 訪問看護契約の締結・初回訪問看護（退院日訪問看護）
- 多職種交流会・連絡会への参加

ここで質問です．

Q. 上記のスケジュールを見て，どの時間帯にどのような方法で訪問看護師と連絡をとればよいかわかりますか？

➡ A. 答えは本稿の「6．多職種連携の実際」（p.36）を参照してください．

4 訪問看護の回数

「『退院したら，おうちにいつでも訪問看護師さんが来てくれるから大丈夫ですよ』と言われ安心しました！」

初回の訪問看護に伺ったときに，本人・家族からのこんな言葉を耳にすることがあります．訪問看護を救急車のように「呼んだらすぐに来てくれる」と認識されている場合があるようです．

在宅での生活に不安を抱えている患者さんや家族にとって，このような言葉はとても安心できる言葉だと思います．では，実際に訪問看護師はこのような言葉かけをするでしょうか．ほとんどの場合，答えはNOです．それは「呼ばれてもすぐに行けない」からです．なぜでしょうか．

訪問看護には「**介護保険による訪問看護**」と「**医療保険による訪問看護**」があります．どちらの場合でも主治医の訪問看護指示書を受け，計画的に行われます（制度の詳細は基礎編-2「訪問看護ってどんなことをしているの？」を参照）．どちらの制度を選択するかについては決まりがあり（図1），要支援・要介護認定者であれば介護保険が優先されます．

介護保険は要支援1から要介護5に区分され，それぞれに月に利用できる単位数が決められています．ケアマネは，退院前カンファレンスやサービス担当者会議で立てられた療養計画を基に，介護保険を利用するサービスすべてをこの単位数内でプランニングします．

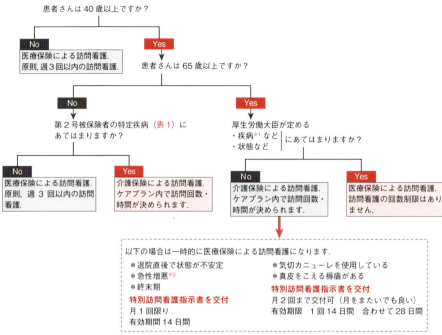

図1　患者さんに訪問看護を導入しよう：介護保険？ 医療保険？ どちらの制度を利用するのでしょうか.

※1　基礎編-2参照
※2　急性増悪等により訪問看護時に点滴が必要な場合(IVHを除く)は，在宅患者訪問点滴注射指示書が併せて必要になります

事例：例えば要介護2の場合

月19,616単位（居宅介護サービス費等および介護予防サービス費においての限度基準額）

訪問介護（おむつ交換など）　　　1時間　週3回
デイサービス（入浴＋送迎あり）　6時間　週3回
訪問看護（状態観察・内服薬管理）30分　隔週1回
福祉用具貸与　　　介護用ベッドと付属品・車いす
ショートステイ　　（3カ月に1回1週間程度）

表1　第2号被保険者の特定疾病

40歳から64歳まで（2号被保険者）の方が介護保険サービスを利用できるのは，老化に起因して発症した下記1～16までの「特定疾病」が原因となって，介護が必要であると認定された場合に限ります．
特定疾病以外の原因で介護が必要になった場合は，介護保険の対象にはなりませんので，ご注意ください．

特定疾病の種類	1. 末期がん（医師が，一般に認められている医学的見地に基づき，回復の見込みがない状態に至ったと判断したもの） 2. 筋萎縮性側索硬化症 3. 後縦靱帯骨化症 4. 骨折を伴う骨粗しょう症 5. 多系統萎縮症 6. 初老期における認知症 7. 脊髄小脳変性症 8. 脊柱管狭窄症 9. 早老症 10. 糖尿病性神経障害，糖尿病性腎症および糖尿病性網膜症 11. 脳血管疾患（外傷性を除く） 12. 進行性核上性麻痺，大脳皮質基底核変性症およびパーキンソン病 13. 閉塞性動脈硬化症 14. 関節リウマチ 15. 慢性閉塞性肺疾患 16. 両側の膝関節または股関節に著しい変形を伴う変形性関節症
注意事項	1. 40歳から64歳までの方が介護認定の申請をする場合は，申請書の「特定疾病名」の欄に，上記1～16までの特定疾病の名称と，加入している医療保険の名称を必ずお書きください． なお，主治医意見書で特定疾病に該当することが確認できない場合は，認定申請は却下されますので，ご注意ください．

　事例ではこのプランで単位数は限度額に近い状態です．介護保険では決められた単位数の中で生活援助や家族の介護力に応じたプランが中心になり，訪問看護の回数や時間を十分に組み込むことが難しい場合があります．限度額を超えた分は全額自己負担です．そのため，安易な訪問看護は行えず，臨時訪問をする場合にはケアマネに単位数の確認が必要になります．

　「医療保険による訪問看護」は①要支援・要介護認定者でない者，②厚生労働大臣が定める疾病などに該当するとき，③主治医が診療に基づき，急性増悪により一時的に頻回（週4回以上）の訪問看護を行う必要性があると判断した場合，④退院直後で状態が不安定な場合，⑤終末期の場合，⑥気切カニューレを使用している状態にある者，⑦真皮をこえる褥瘡がある場合，が適応となります．①，②は訪問看護を始める時から「医療保険による訪問看護」が行われます．③～⑤は「介護保険による訪問看護」から主治医が交付

する**特別訪問看護指示書**により一時的に「医療による訪問看護」に切り替わります．この場合特別訪問看護指示書は月1回限りの交付で有効期間は14日間です．⑥，⑦も「介護保険による訪問看護」から主治医が交付する**特別訪問看護指示書**により一時的に「医療による訪問看護」に切り替わります．けれど，⑥，⑦の場合は月2回まで特別訪問看護指示書を交付することができます．

　急性増悪等により訪問看護時に点滴が必要な場合（IVHを除く）は，在宅患者訪問点滴注射指示書が併せて必要になります．

　基本的には訪問看護は訪問看護指示書により，計画的に行われるものであって，患者さんや家族の希望，訪問看護師の独断だけで好きなときに訪問看護を行うことはできません．そのため，「車椅子からベッドへ戻るのに体を支えられないから今から来て介助してほしい」，「トイレまで行って途中で動けなくなったので今，ベッドまで連れて行ってほしい」といったコールには対応できません．ただし，呼吸苦や発熱などの医学的に緊急性が高いと判断されるようなコールがあり，医師から指示があった場合は，訪問を予定されていた他の患者さんの了解を得られれば臨時で訪問することもあります．

5 訪問看護師の想い

　在宅療養を支えるには医療も介護福祉も必要です．その両方にかかわることができるのが訪問看護師です．医師の指示のもと状態観察や医療処置を行います．また，生活の質を向上させるため，日常生活のお世話をします．これは病院の看護師も同じです．では，訪問看護師は病院の看護師とどこが違うのでしょうか．

　訪問看護では例えば初回訪問の際，家に入る前からさまざまな観察をはじめます．まずはご自宅周辺の様子，ご近所の対応，玄関に至るまでの手入れ，呼び鈴は鳴るのか・呼び鈴は聞こえるのか，どのように出迎えてくださるのか，などなどたくさんありますがこれらの観察は医療には直結してきません．しかし，在宅療養のもう1つの要となる介護福祉にとっては，これらの観察ポイントに重要な情報がいっぱいあります．

また，患者さんや家族は，現在の状況に対してどのような想いでおられるのか，病状・性格・家族関係などを鑑み，現在の心理状態を想像します．怒り・悲しみ・自責感など…これらの思いをストレートにぶつけられる方・そうでない方，さまざまです．ターミナルの方は，病院で説明されてきた内容が受け入れられないまま在宅療養になることもしばしばです．そういった方々の心理状態を想像し，信頼関係を築くために患者さん・家族に寄り添うことに心を砕きます．

　訪問看護師は五感を総動員し想像力を働かせ，さまざまなアンテナを張りめぐらせながら訪問します．病気・健康の問題だけに留まらず，患者さんや家族の生活に根づいた想いや問題点を最初にキャッチすること，そして，そのことを多職種へ適切につなぐことが訪問看護師の重要な役割でもあると考えています．

6 多職種連携の実際

　多職種との連携が大切な訪問看護師ですが，実際に多職種とどのように連絡・連携をとっているのでしょう．

1) 情報共有

　訪問看護ステーションには複数人の訪問看護師がいるため，ある患者さんに対して毎回必ず同じ看護師が訪問するとは限りません．そのため，統一した対応ができるよう，どんな状態だったのか？どんなことをしたのか？等，療養先に置いてある，訪問看護ステーションで用意した訪問記録ファイル（ノート）で確認します．また家族や多職種間で情報共有するための連絡帳を作成する場合もあります（p.96参照）．

2) 訪問時

　訪問看護師が多職種との連携で，果たす役割の例を下記にあげます．
- 訪問介護士と一緒に訪問
  ➡ 一緒に入浴介助を行い，ケアの問題点を抽出

- ケアマネジャーと一緒に訪問
  - ➡ 食卓の椅子はどれが適切か一緒に考える
- 医師と一緒に訪問
  - ➡ 医師から説明されたことを，患者さんと家族にゆっくりと伝え直す
- 患者さん・家族の想い ➡ 多職種へ伝える

3) 日々の連絡

　在宅療養にかかわる職種は，大抵外に出ているので連絡を取り合うことがなかなか難しいのが現状です．

　主な連絡方法は電話・FAX・メールです．電話をかける際には時間帯を見計らって，始業時からの30分間，昼の休憩の頃，終業前30分間を目安に連絡します．この時間帯はお互いの電話連絡が飛び交います．緊急時には携帯電話で訪問先や移動の合間に連絡をとります．

4) 医療と介護の連携

　介護系職種の連絡の中心はケアマネジャー（以下，ケアマネ）になります．医療系職種から訪問介護士やデイサービス先等へ伝えたいことがある場合には連絡系統を統一する意味でもケアマネを通じて行います．そのため，訪問看護師はケアマネとは特に密接な関係にあることを心がけています．

　ケアマネのバックボーンはさまざまです（基礎編−6「ケアマネさんのお仕事・地域包括支援センターって？」参照）．病気の専門的な内容への理解が難しい場合や，医療機関や医師に対して苦手意識をもっている方も多くいます．「先生に聞きたいけど，話が難しいし忙しそうだから…」と訪問看護師へ医学的な問い合わせがくることは多々あります．その際は，医師の治療方針に基づき説明を行い，不明な点は代わりに医師へ問い合わせることもあります．

5) 書類の役割

　医師と他職種が連携し患者さんへ医療・介護を提供するための大事な書類となるのが訪問看護指示書（図2）に代表される各指示書です．

　在宅療養ではさまざまな職種の援助者が個々に訪問をします．お互いが顔を合わせることが少ないため，援助の方向性を統一していくことは容易では

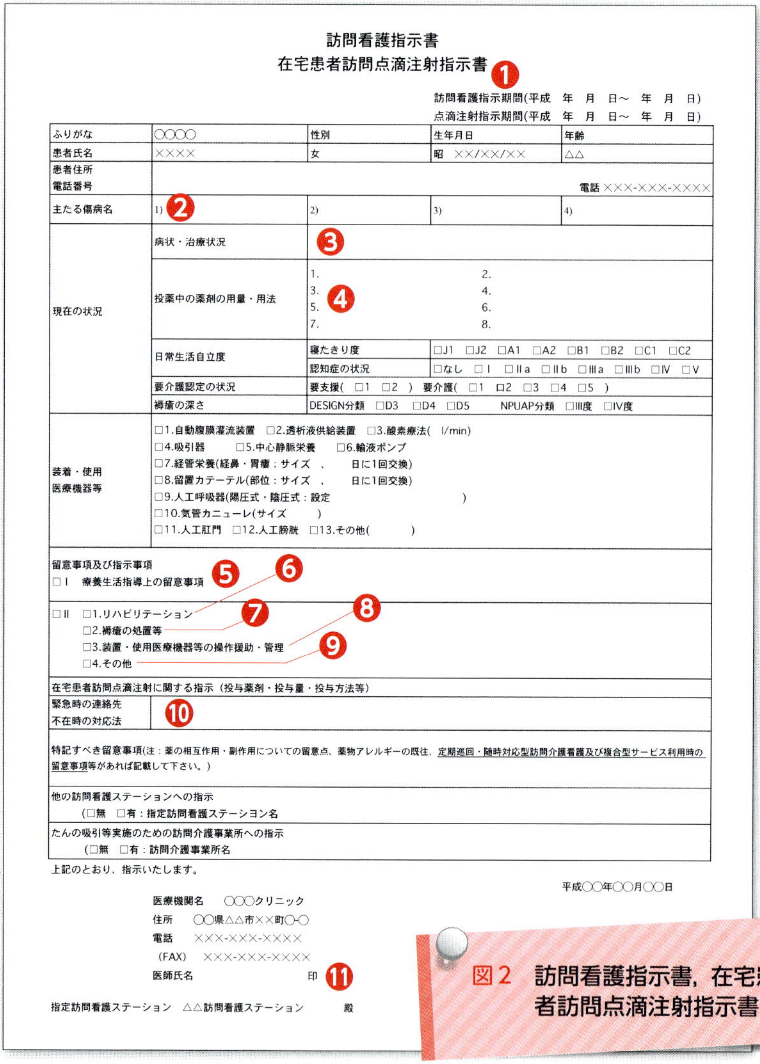

訪問看護指示書
在宅患者訪問点滴注射指示書 ❶

訪問看護指示期間(平成　年　月　日～　年　月　日)
点滴注射指示期間(平成　年　月　日～　年　月　日)

ふりがな	○○○○	性別	生年月日	年齢	
患者氏名	××××	女	昭　××/××/××	△△	
患者住所 電話番号	電話 ×××-×××-××××				
主たる傷病名	1) ❷	2)	3)	4)	
現在の状況	病状・治療状況	❸			
	投薬中の薬剤の用量・用法	1.　3.　5.　7. ❹	2.　4.　6.　8.		
	日常生活自立度	寝たきり度	□J1　□J2　□A1　□A2　□B1　□B2　□C1　□C2		
		認知症の状況	□なし　□Ⅰ　□Ⅱa　□Ⅱb　□Ⅲa　□Ⅲb　□Ⅳ　□Ｍ		
	要介護認定の状況	要支援(　□1　□2　)　要介護(　□1　□2　□3　□4　□5　)			
	褥瘡の深さ	DESIGN分類　□D3　□D4　□D5　NPUAP分類　□Ⅲ度　□Ⅳ度			
装着・使用医療機器等	□1.自動腹膜灌流装置　□2.透析液供給装置　□3.酸素療法(　l/min) □4.吸引器　□5.中心静脈栄養　□6.輸液ポンプ □7.経管栄養(経鼻・胃瘻：サイズ　、　日に1回交換) □8.留置カテーテル(部位：サイズ　、　日に1回交換) □9.人工呼吸器(陽圧式・陰圧式：設定　) □10.気管カニューレ(サイズ　) □11.人工肛門　□12.人工膀胱　□13.その他(　)				

留意事項及び指示事項
□Ⅰ　療養生活指導上の留意事項 ❺

□Ⅱ　□1.リハビリテーション ❻
□2.褥瘡の処置等 ❼
□3.装置・使用医療機器等の操作援助・管理 ❽
□4.その他 ❾

在宅患者訪問点滴注射に関する指示（投与薬剤・投与量・投与方法等）

緊急時の連絡先
不在時の対応法 ❿

特記すべき留意事項(注：薬の相互作用・副作用についての留意点、薬物アレルギーの既往、定期巡回・随時対応型訪問介護看護及び複合型サービス利用時の留意事項等があれば記載して下さい。)

他の訪問看護ステーションへの指示
(□無　□有：指定訪問看護ステーション名

たんの吸引等実施のための訪問介護事業所への指示
(□無　□有：訪問介護事業所名

上記のとおり、指示いたします。

平成○○年○○月○○日

医療機関名　○○○クリニック
住所　○○県△△市××町○-○
電話　×××-×××-××××
(FAX)　×××-×××-××××
医師氏名　印 ⓫

指定訪問看護ステーション　△△訪問看護ステーション　殿

図2　訪問看護指示書，在宅患者訪問点滴注射指示書

❶最長6カ月．病状に変動があれば期間を考慮する
❷がん患者さんで手術や抗がん剤の適応がない場合は「終末期」や「末期」を傷病名に書き添える
❸症状以外に今後の見込みや予後，治療方針を記入する．退院したばかりの場合は，退院サマリーや看護サマリーを添付するとわかりやすい
❹書ききれない場合はできるだけ別紙を添付する
❺食事，更衣，排泄，入浴など普段のADL，日常生活の注意事項について記入する
❻骨転移，脱臼，骨折などの有無やそのリスク，運動や荷重負荷について記入する
❼褥瘡だけではなく，人工肛門や浣腸などの処置についても記入する
❽在宅酸素や高カロリー輸液などに関する指示を記入する
❾他院，他科などの併診についてや頓服薬の指示などを記入する
❿できれば主治医の氏名を記入する．主科のオンコール番号（携帯電話番号など）を記入する
⓫病院を退院した場合に，外来と病棟とで主治医が異なる場合はどちらの氏名も記入する

ありません．そのため，各指示書は主治医の治療方針等を知る大切な書類となります．

　まず，訪問看護師は主治医からの訪問看護指示書を受けて，指示書の内容から必要な留意点等を患者さんや家族・ケアマネに伝えます．各サービス担当事業所へはケアマネから伝わっていきます．そして，訪問看護師はこの指示書の内容に加えて，患者さん・家族の希望，心身の状態，退院前カンファレンス・サービス担当者会議の内容などに基づいて看護計画を立案し訪問看護を行います．訪問看護の内容は主治医へ定期的に提出する訪問看護報告書を通して伝えます．

　こうした書類のやりとりは多職種間の連携を図る一助となっています．

6) 顔の見える関係

　訪問看護師は退院前カンファレンス，サービス担当者会議，地域の連絡会や交流会などへの参加を大切にしています．小規模の事業所が多い訪問看護ステーションでは，日々の訪問看護に追われてこれらに時間を割くことは非常に難しいのが現状です．しかし，日頃の短い空き時間を使っての連絡や連携は，このような「顔の見える関係」によって信頼関係が構築されることで成り立ちます．

7 訪問看護師が困っていること

1) 医師との連携

　多職種連携と言いますが，連携をとることが一番難しい職種は医師だと思います．なかでも，在宅医療をしていない医師とは連携が難しい場合が多く，問い合わせても返信が来ないことや，患者さんが訪問看護を受けていること自体を知らない場合もあります．もちろん一方的に医師が悪いというわけではなく，訪問看護師，ケアマネを含めて，多職種連携が上手くいっていない場合が多く，結果，患者さんが不利益を被ります．

　外来に通院しているこの患者さんは家でどんな療養生活を送っているのか，入院しているこの患者さんは退院後に家でどうやって過ごすのか，想像してみてください．患者さんや家族にも聞いてみてください．患者さんにとって

家と病院はつながっている，と感じていただけたらと思います．そこから多職種連携が広がっていくと考えます．

2) スキルアップ

　基本的に単独で訪問する看護師たちの最大の難関は，一人で考え・判断することです．これにはさまざまなスキルが要求されます．そのため，もっと学習したい，スキルアップしたい，と望んでいる訪問看護師は大勢います．しかし小規模の事業所では学習の機会を設けることが難しいのが現状です．今後，学習の機会においても多職種連携がなされ，ともに研鑽を積んでいければと思います．

8 おわりに

　現在入院中の患者さんへ，そろそろ在宅療養に向けて患者指導をはじめようと考えたときには，訪問看護師へ声をかけてください．家での生活を見据えた患者指導を一緒に行い，医療と介護の両面から必要な環境調整をしていきたいと思います．

　訪問看護師は，例えば下記のような検討事項に対応することに慣れています．

- HOT（在宅酸素療法）を導入する患者さん ➡ チューブの長さはどのくらい必要？ 器械の設置位置は？
- ベッドは必要？ ➡ 2モーター？ 3モーター？ マットレスの種類は？
- 褥瘡等の創処置が必要な患者さん ➡ 鑷子や洗浄ボトルは家にありませんが代用できるものは？ ガーゼ等の医療材料は在宅では誰が準備するの？
- おむつ交換が必要な患者さん ➡ 家族はおむつ交換できますか？ 家ではどんな介護負担があるの？　など

　訪問看護師は在宅の環境や資源が必ずしも病状に適しているとは言えないなかで，退院前からかかわりその家々・人々に合った方法を早く見つけていきたいと考えています．退院する前から多職種の連携ができてこそ，患者さん・家族が病院から在宅へ途切れず続いていると安心できる援助につながる

と考えます．今後も医師と訪問看護師とが連携して地域の医療を担っていきたいと思います．

文 献

1) 「訪問看護ステーション開設・運営・評価マニュアル 第2版」（公益財団法人 日本訪問看護財団/監），日本看護協会出版会，2012

基礎編

4 施設入所っていうけれど，あなたの患者さんに最適な介護施設とは？

〜老健・特養・有料老人ホーム・サ高住…
きちんと理解していますか？

堀越　健

1 はじめに

　「いつまでも元気に自宅で生活したい」という思いをわれわれは応援していく立場にありますが，高齢化・老老介護・独居などの問題もあり，いつでも施設入所の可能性は考えておかなければいけません．あなたは病棟や外来で介護施設（以下，施設）の話題が出た際にケースワーカーやケアマネジャーと「なんとなく」で会話をしていませんか？　つい「知ったかぶり」してしまうのがお医者さんの悪い癖．どんな施設があり，どんな人に適切なのか把握して適切なコミュニケーションができるようになりましょう．

2 まずはそれぞれの施設について特徴を把握しよう

　目の前の患者さんにとって適切な施設を考えるために，まず各施設の特徴を知らなければいけませんね．表に示したように施設にもさまざまな種類があります．以下に各施設の特徴を簡単に説明していきます．

a. 介護保険の要介護認定（要介護1以上）が利用に必要な施設

　利用者は要介護認定を受けていて常に介護が必要な方が中心です．介護の

表　介護施設の種類

a. 要介護認定（要介護1以上）で利用可能な施設
1. 介護療養型医療施設〔療養型病床，療養型〕
2. 特別養護老人ホーム（介護老人福祉施設）〔特養〕
3. 介護老人保健施設〔老健〕
4. 認知症高齢者グループホーム（認知症対応型共同生活介護）
b. 要介護認定にかかわらず利用可能な施設
1. 養護老人ホーム
2. 軽費老人ホーム（A型　B型）
3. ケアハウス（軽費老人ホームC型）
4. 有料老人ホーム
5. サービス付き高齢者住宅〔サ高住〕
6. 小規模多機能型居宅介護

必要性がより高く介護度が高い人ほど入居する必要性が高いとみなされます．どの程度の医療行為に対応できるかが施設によって異なります．後期高齢者が増え，介護も医療も必要な人が多くなっており医療現場でもたびたび話題にのぼることが多いのがこれらの施設になります．

1）介護療養型医療施設

➡ 重度医療と介護が必要な人が長期療養するための施設・病院

「**療養型**」「**療養型病床**」などと呼ばれています．「2階は急性期病棟だけど3階は療養型病棟」，「別館として療養型病棟を併設している」といったように病院の一部に併設されていたり同じ敷地内にあるなど，医療法人が経営していることがほとんどです．ですのでイメージとしては居住スペースというよりも入院が適切かもしれません．利用が検討されるのは基礎疾患の存在により重度の介護が常時必要となる方で，さらに安定期の医療行為（中心静脈栄養などの点滴継続，胃瘻管理，頻回の喀痰吸引など）が長期的に必要となる場合です．複数人の常勤医師がいて診察・処置などの医療行為を実施しています．病院と近い入所形態ですし，そもそも意思疎通をとることが可能な利用者も少ないので，ほかの施設よりもお楽しみイベントなどのレクリエー

ションは少ない傾向にあります．

　これまで国の方針で，療養型に現在入所している人の大半が本来は医療や介護を必要としないケースであるとして縮小・廃止が計画されていました．代わりに老健を充実させる予定でしたが実際にはうまく進んでおらず，廃止はせずに存続させていくことになっています（2016年3月時点）．地域によっても状況は異なりますが入所が決まるまでに数カ月以上の順番待ちが必要なケースがあります．

- 費用：介護サービス費の1割負担 ＋ 生活費（食費など）
　　　　＋ 継続した医療行為に対する医療費
　　　入所にまつわる初期費用は不要で，医療費に応じて変動はあるものの月額はおよそ10万～17万円程度と言われています．

2）特別養護老人ホーム（介護老人福祉施設）

➡ **重度の介護を必要とする高齢者の生活施設．医療行為はあまり行われない**

　「**特養（とくよう）**」と呼ばれています．終身利用を目的に，重度認知症や寝たきりなど常時介護を必要とする人が入所しています〔平成27（2015）年4月から原則として**要介護3以上**が入所の目安となりました〕．介護スタッフが日中・夜ともに一定人数確保されており常時の介護にも対応できます．介護療養型医療施設と異なりレクリエーションも多く提供されます．

　医療行為はあまり行われず，看護師の人数も最低限です．看護師は日勤が基本であり，「食事量が少ないためにときどき点滴を必要とする」などの医療行為は医師の指示のもとで実施することはできますが，夜間は不在となるため24時間の継続した医療行為が必要な人は入所できません．頻回の点滴や胃瘻管理や痰の吸引など処置が多くなればなるほど特養での対応は困難となり，入所中にそれらが多く必要になった場合は緊急の入院や退去が必要になる可能性があります．

　医師の診察については「**嘱託医**」という制度があり，ほとんどは外部の医師と非常勤として契約します．週数回の定期的な訪問診療で定期処方継続するのが主な診療内容で，嘱託医への医療費支払いが少なくなるよう制度で決まっており，本人負担の医療費が非常に安く抑えられるようになっています

(つまり嘱託医はどんなに臨時対応や細やかな診療を行っても費用請求できないようになっています．自院の診療の合間に特養の対応を行うケースがほとんどで，細やかな対応は現実的に困難であるなど制度としても課題があるようです）．

　総じて入所にまつわる費用は各施設のなかでも安価に抑えることができるため経済面でも非常に魅力があり，常に多くの入所待ちを抱えているため，やはり数カ月以上の待ちが生じている施設が多いようです．

- 費用：介護サービス費の1割負担 ＋ 生活費
　　　　入所時の初期費用は不要で定期処方を受けるのみであれば医療費も安価で済みます．月額5万〜10万円前後ですむことが多いようです．

3) 介護老人保健施設

➡ **在宅復帰をめざして一時的に入所しリハビリを提供する施設．医療行為もできる**

　「老健（ろうけん）」と呼ばれています．急性期治療が終了して病状的には安定しているものの自宅にはすぐに戻れない…．そんな場合に集中的にリハビリテーション（リハビリ）や介護・医療を提供することで機能回復を図り，早期に自宅復帰することを目標に短期間入所する施設です．そのため入所期間はおよそ3カ月程度とされており，定期的に入居継続の可否を検討される仕組みになっています．実際には3カ月では自宅復帰できない方が多く，入所が長期化していたり，いくつかの老健を転々と移動しながら特養の入所待ちをしているようなケースもみられて問題になっています．

　医師と看護師が常勤しており，胃瘻管理や痰の吸引などが必要な方でも入所できます．一般的な処方・検査・処置については包括請求として施設側が負担する仕組みになっており，施設の医師が判断して高額な薬剤や不要と判断された薬剤を中心に減薬・中止の対応が行われることがあります．

　期間限定を条件に入所するため入所・退所の回転が速く，地域差はありますが入所待ちの期間は短くてすむ傾向にあります．

- 費用：介護サービス費の1割負担 ＋ 生活費
  ＋ 看護・リハビリの費用が加わるので特養よりも一般的に高くなります．
  入所時の初期費用は不要で月額8万～13万円前後になるようです．

4）認知症高齢者グループホーム（認知症対応型共同生活介護）

➡ **認知症の介護を受けながら，できることはみんなで協力して行う共同生活住居**

認知症をもつ方が少人数で共同生活を行う施設です．家庭的な雰囲気のなかで生活することで認知症の進行を遅らせ落ち着いた状態をめざします．食事準備や日常生活は介護職員の支援を受けながら自分たちで行います．認知症があっても介助があれば自立できる軽症～中等症認知症の方が対象で，原則個室での生活になります．夜間の介護職員は1人だけになる施設が多いようです．医療については医師と看護師が常勤する必要はないため提供されません．したがって介護度が高くなり，医療の必要性が高くなると入所の継続が困難となり，退去が必要になっていきます．

- 費用：介護サービス費の1割負担 ＋ 生活費
  ＋ 入居一時金や保証金などが必要で，施設によって大きく異なります．

b. 介護保険の要介護認定にかかわらず利用できる施設

要介護高齢者も含めた高齢者のための生活施設であり，介護が必要でない方でもそれぞれの条件に合えば利用可能になります．必要な支援を受けながら，設備の整った個室で，それぞれできる範囲の自立した生活を送ることができます．介護が必要な場合にどの程度対応できるかは施設によって異なります．

1）養護老人ホーム

➡ **環境上・経済上の理由により自宅生活できない人の入所先．市町村が管理**

支援が必要だが家族と同居ができないなどの理由から，自宅生活ができない環境で，収入が少ないなどの経済的問題がある場合に入所できます．基本

的に自立していなければ入所できないので認知症の方や医療行為が必要な方は難しいでしょう．介護や医療が必要になると入所継続できない可能性があります．
- 費用：市町村によって異なり，収入や扶養者の課税状況によって変動します．

2) 軽費老人ホーム（A型，B型）

➡ 高齢者向けの支援がついた学生寮のような小規模の施設．介護サービスはなし

身寄りがない・家庭環境や経済的問題で家族と同居できない，生活に不安のある方が対象です．A型は食事提供サービスがあり，B型は自炊になります．見守りや食事サービスまでの支援に留まるため，介護が必要になれば入所は困難になります．介護が必要な人が増えている現在は主流ではなくなり数が減っています．
- 費用：月額利用料（初期費用は必要ないことが多いです）

3) ケアハウス（軽費老人ホームC型）

➡ 高齢者向けの支援がついた学生寮のような小規模の施設．介護サービスが可能な施設もある

A型・B型と同様に身寄りがない・家庭環境や経済的問題で家族と同居できない，生活に不安のある方が対象ですが，ケアハウスはA型・B型よりも入所のための初期費用や維持費が多く必要になります．

その代わり介護サービスにも対応できる仕組みをもっています．それでも自治体の助成を受けることで有料老人ホームよりは安価で入所することが可能です．「介護型ケアハウス」と「一般型ケアハウス」があり，生活の支援を中心に，介護型であれば介護が必要になっても長期入所が期待できます．民間業者の介入がはじまり1990年代から2000年代までに施設が急増しましたが，現在はほかにもさまざまな施設ができたため減りはじめています．
- 費用：初期費用 ＋ 月額利用料
  介護型の方が一般型より初期費用は高額で，月額利用料も高額になる傾向があります．

4) 有料老人ホーム

➡ 高額な費用がかかるが，サービスが充実した民間経営の高齢者住宅

　民間経営の高齢者施設です．現場では「**有料（ゆうりょう）**」などと呼ばれることもあります．介護型・住宅型・健康型と3タイプに分けられていて，日常生活の自立度・介護の必要性などから希望にあった施設を選びます．居住空間について設備が整っていたり日々のサービスが豊富・多彩であるなど施設ごとに特徴があり，ウリにしています．常時対応できる介護サービスや医療連携がありさまざまな医療行為に対応できることなどをウリにしていることも多くあります．条件がよい施設になればなるほど入居一時金や月額利用料など費用は高くなることが多く，万人向けとはいかないでしょう．地域にもよりますが条件によっては割と安価で入居できる場合もありますし，このような施設に一時的に入居しながら特養の入所順番待ちをしているようなケースもみられます．

- 費用：入居時に払う入居一時金 ＋ 月額利用料 ＋ 介護や医療の費用
　　　　入居一時金が高額になる場合が多く，数十万円から数千万円までみられるようです．月額利用料も十数万円程度から数十万円まで施設によってさまざまです．

5) サービス付き高齢者住宅

➡ 安否確認と生活相談員がいるバリアフリー高齢者用賃貸マンション

　2011年から開始されました．「**サ高住（さこうじゅう）**」と呼ばれています．高齢者が急増するなか，高齢者の居住の安心を確保することを目的としています．設備・職員の配置・サービス提供など一定の基準を満たすことで国から建設に補助が出るため，現在急速に増加している高齢者に向けた賃貸マンションです．施設として認定されるために最低限必要になるのは① バリアフリーであること，② 常駐する相談員がいること，③ 安否確認のサービスがあること，この3つになります．それ以外については各施設ごとに介護サービスや医療機関との提携などをウリにして特色づけている場合があります．

　経済的に余裕のある自立した高齢者がそれぞれの生活を送ることが前提にあり，基本的には介護や医療が提供される機会は少なくなっています．

- 費用：入居時に敷金・礼金 ＋ 月額利用料

6) 小規模多機能型居宅介護 (p.60 も参照)

➡ デイサービス，ショートステイ，ヘルパーの派遣など，ひとまとめに対応する施設

2006年に制度化されました．基本的には自宅生活をサポートすることが目的で，1つの事業所に登録することで，介護サービスに関する相談をすべてその事業所で行えるようにしてしまおうというものです．登録先の各施設の専属ケアマネジャーが各利用者の担当になり，その施設が備えた各種介護サービスが提供できるようにケアプランを作成していくことになります．施設は通常デイサービスとして利用し，必要に応じてショートステイ先として利用することができます．体調によって外出することができないようなときはデイサービスの代わりに施設から自宅に訪問介護士を派遣することもできます．長期入所のための施設が併設されているところもあります．

- 費用：介護サービス費の1割負担 ＋ 生活費

3 患者さんについて把握しておくべきことは？

各施設の特徴を把握できたら，次は目の前の患者さんの情報を把握しましょう．いったい何がわかっていれば施設選びに協力することができるのでしょうか？

1) 医療情報として確認しておくことは？

- 日常生活の自立度を確認 → ADL（日常生活動作）やIADL（手段的日常生活動作）を評価．
- 認知症の有無 → どの程度か？ 周辺症状の有無．
- 介護保険申請・認定はあるか？
- 基礎疾患の評価 → 現在の生活に大きな影響を与えている疾患は何か？
- 医療行為の必要性 → 胃瘻・喀痰吸引・尿道カテーテル・酸素投与などは必要か？
- 今後リハビリなどにより機能回復が見込める状態か？

2) 家族について
- 家族構成は？ 主介護者や決定権のある家族は誰か？
- 入所するのは本人だけか？ 同居人もいるか？

3) 資産について
　資産について大まかに確認ができると具体的な施設の選択が可能になります．大部屋よりも個室，さらに好条件のサービスを求めるほど高額になりますし，介護サービス費は1割が自己負担になり，介護度が上がるほど高額になります．これに生活費や医療費が加わればさらに高額になっていくことになります．

　主治医として日常診療を行い，主治医意見書を書ける関係性があればこれらのことは把握していると思います．しかし，急性疾患での入院病棟で担当医になった場合にその患者さんの背景まで把握するのは意識していないと難しいものです．これらの情報を把握しながらソーシャルワーカーたちとのディスカッションに参加するのが望ましいでしょう．

4 実際に考えてみましょう

　これまでの情報をふまえてそれぞれの症例でどの施設が適しているのか一緒に考えてみましょう．さまざまな条件によって実際にはさらに多くの選択肢がありますが，一例としてお話します．

1) Aさん　80歳女性
　高度認知症があり，ADL全介助．誤嚥性肺炎で入院し，経口摂取の継続は困難であろうと胃瘻が増設されましたが，まだ胃瘻が安定しておらず，ときどき点滴が必要になります．要介護4．高齢の夫と二人暮らしで，ほかの家族も介護に余力がない状態です．

➡**医療行為ができることが前提で高度認知症の介護もできるところ**
　まずは療養型病床が候補にあがりそうです．入所待ちが長いなどの理由で療養型が困難であれば，（本来のリハビリが目的ではないし数カ月で施設移

動を要求されるかもしれませんが）医療行為が可能な施設として老健も候補になります．経済面で余裕があれば介護・医療とも充実した有料老人ホームも候補になるかもしれませんね．

2) Bさん　76歳男性

　軽度の認知症があり，ADLは屋内伝い歩きですが基本的に自立しています．今回，尿路感染症での入院をきっかけに下肢筋力低下を認めます．介護保険は要介護2です．息子夫婦と同居しており，自宅復帰に向けて自宅改修もはじめていますがすぐに完成とはいきません．

➡ **自宅復帰支援を目的にした入所を**

　これは老健のよい適応になりそうですね．自宅復帰をめざして短期間入所のうちにリハビリを集中的に行うことになり，本来の老健の目的にあった入所になります．もしこの症例に安定期の医療行為が必要であったとしても老健であれば対応可能です．

3) Cさん　78歳女性

　認知症があり，ADLも屋内伝い歩きです．身寄りがなく，長く独居生活でした．要介護2になっています．これまで介護サービスを利用して自宅生活を続けてきましたが不潔行為が目立ち，入所を検討するようになっています．

➡ **認知症介護が必要な施設へ**

　認知症に対して長期的な介護ができる施設が候補になるでしょう．たとえば特養や（期間が限られますが）老健などがそれにあたります．ADLによっては認知症高齢者グループホームで残された機能を活かしながらの生活も選択肢になるかもしれませんし，費用が許せば有料老人ホームも候補にあがります．

4) Dさん　70歳男性

　認知症なし，ADLは屋内で自立し，要介護1．以前からの貯金もあり，ほかの家族に負担をかけたくないので妻と2人でサービスの充実した高齢者施設に入所しようと考えています．

➡ **予算の範囲で満足のいくサービスがある施設を選ぶ**

家族と一緒に入居できる施設で基本的に自立している人が入所する施設となります．経済的に余裕があるようなので有料老人ホームやサービス付き高齢者住宅がよい選択肢になりそうです．

5) Eさん　72歳女性

認知症はなく，ADLは屋内伝い歩き程度で，家事や炊事は介助が必要です．介護保険は要支援1となっています．息子と二人暮らしですが息子は日中仕事でほぼ独居状態です．自宅生活の不安が強くこのたび入所を検討することになりました．

➡ **自立度や経済状況に応じて施設を選ぶ**

介護保険で要介護認定がないため，特養や老健は選択できません．軽費老人ホーム・ケアハウスなどが選択肢にあがりそうです．本人の状態や経済状況により有料老人ホームも選択肢になるかもしれません．

5 まとめ

実際の施設入所にあたっては本人の状態・経済状況や本人・家族の思いなど非常に個別性が高く，その必要知識も膨大になります．医師として施設入所についてすべての知識をもち合わせることは現実的ではありませんし，その必要もないでしょう．やはりケアマネジャーやソーシャルワーカーなど他職種との協力・相談が非常に重要です．ただしそこで任せきりになるのではなく，介護と福祉の予備知識をもって一緒に考えていける関係を築いていきたいですね．

> ▶ **コラム：医療ソーシャルワーカーから医師へのリクエスト**
> **〜入所を相談するときに医師に何を期待しますか？**
>
> ケアマネジャーやソーシャルワーカーから患者さんの入所先について相談を受けたことはありますか？ 彼らは入所施設に関する制度から家族の経済状況まで非常に多くの情報をもっており，それは担当医としてのわれわれよりもずっと専門的な領域までカバーしているはずです．それなのに，入所にまつわる相談を医師にしてくれる

のはなぜでしょうか？

　医師にできて介護スタッフにできないことはやはり「患者さんごとの医療度の把握」でしょう．医療情報が医師から他職種に正確に伝わらないと入所先を選ぶ際に大きな問題が生じてしまう可能性があります．つまり現在必要とされる医療度と見合わない施設を選んでしまう可能性があるということです．疾病は何で，医療行為をどの程度必要とするのか？　今後どのような変化が起こりうるのか？　それをふまえて，現在候補とされている施設はその患者さんの状態に適しているのかどうか？　これを判断して責任をもってコメントができるのは医師であり，他職種が期待しているところでしょう（そのためには多少その施設がどんなところなのか前知識が必要ですから，ぜひ本稿を役立てくださいね！）．

[医療情報をうまく提供できなかった例]
　80歳代男性で軽度認知症がありグループホームの入所が検討されていましたが特に主治医への相談はありませんでした．実は基礎疾患に重度の大動脈弁狭窄症があり，時々夜間に胸部痛や呼吸苦を自覚することがあったのですが…．
➡ 入居後は特に問題なく生活しているように見えましたが，ある夜に急な胸痛と呼吸苦発作を訴えあわてて施設スタッフが救急要請．しかしグループホームは夜間は施設スタッフは1名のみで，他の入居者もいるため救急車に同乗もできません．遠方の病院へ搬送されていき，そこで入院になってしまいました．

　いかがでしょうか？　もしも主治医から基礎疾患の情報とコメントがあれば，時々症状が出る可能性が事前に把握でき，少なくともグループホームではなくて看護師が常駐しているような医療対応のできる施設を選択できたかもしれません．
　しかしソーシャルワーカーやケアマネジャーがいつも主治医に問い合わせてくれるとは限らないのが実情です．なにしろ他職種からすると医師という存在は相談のハードルが高い存在です．いつでも

基礎編

相談してもらえるように普段から顔の見える関係づくりを心がけたいですし，なるべく専門用語を使わずに平易な言葉で伝えるなど相談のハードルを下げるようにしていきたいものです．また，彼らからすると介護の知識がない医師かどうかは話をしていればわかってしまうので，知ったかぶりは要注意です！　知らない・わからないときは素直に聞きながら連携がとれるようにしたいですね．

文　献

1）厚生労働省ホームページ：http://www.mhlw.go.jp/
2）「保健医療サービス第2版」（岩田正美，他／監，小山秀夫，他／編著），ミネルヴァ書房，2013
3）「新 医療ソーシャルワーク実習」（日本医療社会事業協会／監，福山和女，他／編），川島書店，2008

基礎編

5 通所サービスのあれこれ
～デイサービスとデイケアの違いは？
半日デイって？

髙木　暢

　介護保険にはさまざまなサービスがあります．本稿ではそのなかで「通所サービス」に焦点を絞って述べたいと思います．

1 通所サービスとは

　通所サービスとは居宅（自宅，軽費老人ホーム，有料老人ホームなど）から施設に通って利用できるサービスの総称で，宿泊することはできません．したがって，介護老人保健施設（老健）や特別養護老人ホーム（特養）にいる場合は通所サービスを利用することはできません．

　また，要介護者（要介護1～5）でも要支援者（要支援1・2）でも，どちらの方でも利用できるサービスです．要介護者へは介護給付として，要支援者へは介護予防のために「支援」する予防給付という形になります．一部サービスや給付単位数が異なりますが内容はおおむね同じだと考えてください．

2 デイって何？ ～「サービス」と「ケア」の違い～

　通所サービスは一般的に「デイ」と呼ばれていますが，デイには**通所介護（デイサービス）**と**通所リハビリテーション（デイケア）**の2つがあります．

利用目的や1日の過ごし方，施設側の人員配置などは厳密には異なりますが，どちらも自宅からデイの施設までは送迎サービスがあり，主目的は以下の2点でほとんど同じです．

〈デイケア，デイサービスの主目的〉
① 利用者が自宅で日常生活を送ることができるようにすること
② 家族の介護負担を軽減すること

デイケアは，これらに加えて，主治医が利用者の病状が安定していて必要と認めた場合に限り専門的なリハビリテーション（リハビリ）を行うことができます．

デイサービスは日常生活上の介護・支援に重点がおかれ，デイケアは身体機能や日常生活のリハビリに重点をおいています．簡単に言うとデイサービスは「昼間に子どもの保育園のように同じ世代が集まって，食事をして，お風呂に入って，一緒に遊ぶ（リハビリする）」，デイケアは「昼間に子どもの保育園のように同じ世代が集まって，食事をして，お風呂に入って，専門的にリハビリする」ということです．

advancedなデイサービス

通所介護（デイサービス）のなかでも特殊なものをご紹介します．

1) 認知症対応型通所介護

認知症がある方を対象にしています．認知症に特化していることもあり，費用が通常の通所介護よりも割高に設定されています．一般的なデイサービスに加えて，認知症の専門的なケアがあります．

2) 療養通所介護

常時看護師による観察が必要な難病等の重度要介護者またはがん末期患者を対象とし，一般的な通所介護よりも医療的な側面が大きいことが特徴です．重度要介護者を対象としているため，要支援者への予防給付はありません．

3 デイサービスではどのようなことをするの？ 〜具体例を通してイメージをつかもう〜

基礎編

具体的にデイサービスが何を行っているのか，あなたが利用者や介護者になったつもりで仮想のデイサービス「ジーノート」のパンフレットを見てみましょう．

◆ デイサービス「ジーノート」の理念

① 利用者様が自宅から外出する機会をつくり，ほかの利用者様と交流することで，利用者様の自宅でのひきこもりや孤立感を解消していただき，認知症の悪化や抑うつ気分の予防につなげます．
② 食べやすい食事やゆったりとした入浴，適切なおむつ交換など日常生活上のお手伝い（介護・支援）を通して利用者様に楽しい時間を過ごしていただきます．
③ リハビリや運動を通して利用者様の心身機能の維持・回復や生活機能向上をめざします．

◆ デイサービス「ジーノート」での1日の流れ

9：00〜10：00	送迎の車が利用者宅を順番に回って，デイ施設へ到着
10：00〜12：00	順番に入浴（入浴前に血圧，体温などを計ります）
12：00〜12：45	昼食
12：45〜14：00	昼寝
14：00〜14：30	体操（ロコモ対策ストレッチなど）
14：30〜15：00	レクリエーション（風船バレーボールなど）
15：00〜16：00	おやつ・休憩（自由時間，昼寝可）
16：00〜17：00	送迎の車で利用者宅を順番に回り帰宅

どうでしょうか．利用する立場，介護する立場からは利用してみたいと思いましたか．施設ごとに多少の違いはありますが，だいたいどの施設でもこのような理念と1日の流れでサービスが提供されています．細かいサービス内容は施設ごとに異なるため，利用者の介護度や要望に応じて選択する必要があります．

4 利用者に合ったデイを選ぼう 〜サービス内容について〜

社交的な方もいれば，1人で過ごすことを好む方もいるなど利用者の性格も違えば，施設の広さ，雰囲気など好みも分かれます．そこで，施設を選ぶ際のポイントとなる事項をQ＆A形式でご説明しますので，再び，利用者や

介護者になったつもりで見てみてください.

Q1. 利用者の定員は何人ですか？
➡ **A.** 10人程度から50人規模までと幅があり，施設の広さも定員に応じて異なります．

Q2. 医師は必ずいますか？
➡ **A.** デイケアでは医師がいますが，デイサービスにはいない場合がほとんどです．

Q3. 看護師さんは必ずいますか？
➡ **A.** 配置は必須ではないため看護師がいない施設もあります．機能訓練がある施設では理学療法士，作業療法士，言語聴覚士などもいます．

Q4. 食事はできたてですか？
➡ **A.** 厨房を備えており手作りの食事を出すところから，仕出し弁当を出す施設までさまざまです．高血圧や糖尿病などの基礎疾患に配慮したメニューや，利用者の嚥下能力に応じてミキサー食などの準備をしてくれる場合もあります．

Q5. お風呂は大きいですか？
➡ **A.** 一般家庭サイズの浴室から大規模な浴室・浴槽，機械浴などの設備を備えているところまでいろいろとあります．

Q6. プライベートは保てますか？
➡ **A.** 休息室や面談室が個室の場合もあれば，部屋の間仕切りがカーテンだけといった簡易的なつくりの施設もあります．

Q7. リハビリは何をしてくれますか？
➡ **A.** 簡単な体操程度のものから，理学療法士や作業療法士などが行う本格的な転倒予防の機能訓練や膝痛・腰痛対策の機能訓練などまで幅広い内容です．

Q8. レクリエーションは何をしますか？
➡ **A.** カラオケや囲碁などの趣味的なものから，体を使ったゲームや運動（座ったままのバレーボールなど）までさまざまです．

Q9. 利用時間は融通がききますか？
➡ A. 利用者本人の希望や送り出す家族の事情もふまえて，利用時間を相談できる施設もあります．

Q10. 費用は介護保険サービスの利用料のほかにも必要ですか？
➡ A. 食費，おむつ代，日常生活費は自費として別途必要になります．

　最近はデイサービスの数も増えて，リハビリ，マッサージ，認知症の予防などを行うところもあり，それぞれの特色を出しています．プログラムが学校の時間割のように区切られていたり，逆にゆるやかでレクリエーションがほとんどなく思い思いの時間を過ごす施設もあります．このあたりも利用者のニーズ，介護度に応じたデイサービスの選択のポイントになります．

〔こんな人にはどんなデイがピッタリ？〕

① 88歳，女性．多発性脳梗塞で胃瘻あり，意思疎通困難，音楽好き
➡ 常に音楽が流れていて看護師がいて経管管理と痰の吸引もお願いできる施設（医学的な管理を要するケース）．

② 74歳，男性．脳出血後右麻痺だが装具で歩行可能，運動性失語，新聞は読める，将棋が趣味
➡ 趣味の将棋などのレクリエーションがある施設（コミュニケーションにやや難があるが趣味を楽しみたいケース）．

③ 66歳，男性．脳梗塞後左麻痺でリハビリ病院退院直後，旅行に行きたい
➡ リハビリを重点的に行う施設（理解力もあり，リハビリを積極的に行いたいケース）．

④ 94歳，女性．大腿骨骨折後で車いす中心の生活，お風呂が大好き，認知症があるが社交的
➡ 大きな浴槽で温泉があり，大人数でレクリエーションする施設（認知症のケアをしながら好きなことに重点をおいたケース）．

⑤ 78歳，女性．認知症で寝たきり，独身の息子（会社員）と2人暮らし
➡ 息子の帰宅が19時を過ぎるため遅くまでデイを行っている施設（家族の介護力に配慮したケース）．

5 さらにadvancedな通所サービス

1）機能訓練に特化した介護予防サービスを主体とする通所介護

　デイは食事と入浴がセットになっていると思われがちですが，生活全般は自立しているのでリハビリを重点的に行いたいというニーズに応えた一般に「**半日デイ**」と呼ばれるデイサービスが増えてきています．半日デイには「機能訓練」，「リハビリ」，「強化」，「特化」などの文字が踊ります．午前か午後の3～4時間程度で機能訓練を中心としたサービスを提供し，入浴と食事は施設により選べる場合とそもそも提供されない場合があります．

　施設としては厨房と浴室への投資を抑えながら，1回の利用者定員を少なくすれば施設の広さも抑えられます．具体的にはビルの1階の小さなテナントに入っていたり，鍼灸院や接骨院，整骨院に併設される形が多いです．スポーツジムのような機能訓練の機器が設置されていることもあり，ドラッグストアなどいろいろな業種が参入してきています．

2）小規模多機能型居宅介護 (p.49も参照)

　高齢者や認知症患者の増加に対応するため，地域のなかでさまざまな問題に対応することを目的とした地域密着型サービス（施設がある市町村に住む住民が利用できる）があります．そのなかの1つである小規模多機能型居宅介護は1カ月定額制です．「通い」「訪問（訪問介護）」「泊まり」を中心としたサービスで，どの場合でも同じスタッフで対応してもらえるため継続的なケアを受けられるというメリットがあります．急に「泊まり」を利用したい場合も臨機応変な対応が可能で，利用者も固定されているため利用者同士，利用者-スタッフ間での交流が図りやすいとされています．また，複合型サービスとして訪問看護も利用できるようにもなりました．一方で，それまで利用していたケアマネジャーやほかの施設との付き合いがなくなってしまうというデメリットもあります．

3）短期宿泊サービス

　自宅以外に宿泊して利用するサービスに短期入所生活介護（ショートステイ）があります．文字通り短期間施設に入所し日常生活の支援や機能訓練な

どを行うサービスで，デイの延長と言えます．介護者の介護負担の軽減だけでなく，介護者が旅行や慶弔行事などに行く際も利用することができます．こちらも施設ごとにサービス内容は異なるため，ニーズに合わせた選択が必要です．

　また，介護保険適用外ですが，日中に利用したデイサービスにそのまま宿泊できる通称「お泊りデイ」というものもあります．介護保険で宿泊できる高齢者施設が絶対的に不足しているという理由でできてきた施設です．

> ▶ **お泊まりデイについて**
>
> 　利用料金，部屋の広さ，防火対策などは施設ごとにまちまちで，日中にデイの活動を行うリビングのようなところに衝立を立てて簡易ベッドを置き男女の別なく「雑魚寝」に近い状態の宿泊が多くみられます．介護する夜勤者は1～2名というような施設もありました．もともと，宿泊することが前提で作られた施設ではないため，防火設備，避難経路なども基準がなく，宿泊利用者の定員すら決められていない状態でした．
>
> 　一方で家族からのニーズは強く家族の介護負担は軽減できますが，利用者の安全性，プライバシーなど課題が多いシステムで自治体単位での規制がある場合もあったものの，全国的な法的基準がありませんでした．そこで，2015年4月に厚生労働省より「指定通所介護事業所等の設備を利用し夜間及び深夜に指定通所介護等以外のサービスを提供する場合の事業の人員，設備及び運営に関する指針について」が発表され，人員配置，部屋の広さなどの基準が決められ，宿泊サービスの届け出が義務化されました．今後，さらに整備が進むことと思われます．今後の動きに注意していきましょう．

6 医師が知っておくべきこと

1) 医療機関への受診について（定期受診と臨時受診）

　デイを週に何回も利用している場合，定期通院の日程を確保することが難

しくなる場合もありますが，**デイの利用中に中抜けしてかかりつけの医療機関へ定期受診することは制度上，認められていません**．もちろんデイへ行く前やデイから帰宅後に医療機関を受診することは問題ありません．したがってデイの利用時間中に外来予約をとることは避けるべきです．ただし，事前にわかっていれば，その日だけいつもの送迎時間を変更することが可能な場合もありますので，家族や施設と相談してください．

　なお，デイの利用中に体調が悪くなった場合に早退して医療機関を受診することはやむを得ないため認められています．しかし，デイの現場へ出向いての「往診」はできませんし，医療機関受診後に施設へ戻ってデイのプログラムを続けることもできません．また医療機関へは家族が連れて行くことが基本であり，日中，家族が不在の場合など対応が難しい場合も多いため，高熱のままデイの静養室で数時間過ごして自宅へ送迎してもらうこともあるのが現実です．

2）施設スタッフから医師によくある質問

　食事の形態，入浴負荷の条件（特に血圧の上限・下限），リハビリの負荷制限など教科書にあまり書いていない点を聞かれることが多いです．お風呂が目的でデイを利用しているのに，高血圧の利用者に厳しい血圧の制限をすることはあまり賢い指示とは思えません．普段の利用者のバイタル，ADLや生活習慣などを本人，家族から聴取し，医学的な内容もふまえつつ，デイの利用の目的も考慮し，妥協できるところは妥協して家族と施設へ伝える必要があります．

3）処方する薬について

　デイサービス利用中の日中の服薬をサポートしてくれない施設もあります．サポートしてくれていたとしても大人数へ対応しているため，誤薬のリスクがあります．すでに述べましたが，看護師がいない施設も多いです．医師はできる限り日中に服用する薬を減らす努力も必要です．

7 おわりに

　最近のデイは多業種が参入し，スポーツジム的な雰囲気，囲碁や将棋などのサロン的雰囲気，遠足外出が多いレクリエーション的要素があるなど内容もさまざまですので，利用者と送り出す家族のニーズをふまえてケアマネジャーを中心に施設を選びます．ただし，ニーズにばかり応えて，利用者の医学的な面への配慮がされていない場合もあります．介護職出身のケアマネジャーも増えているため，場合によっては，医学的なコメント・アドバイスをする必要もあり，医師は言及する必要があります．

　本稿では通所サービスに特化して書かせていただきました．医療者側からみると制度は複雑で頻繁に改定されるためわかりにくいという印象もあると思いますが，高齢化に伴いさらに制度が複雑化する可能性もあります．日々，介護保険サービスにアンテナを張って，患者さんの生活をサポートしていく必要があると思います．

文　献

1) 厚生労働省ホームページ「介護事業所・生活関連情報検索」：http://www.kaigokensaku.jp/publish/
2) 日本デイケア学会ホームページ：http://www.daycare.gr.jp/
3) 一般社団法人 全国デイ・ケア協会ホームページ：http://www.day-care.jp/index.htm
4) 全国通所介護事業者連合会ホームページ：http://www.zentsuren.or.jp/info/

基礎編

6 ケアマネさんのお仕事・地域包括支援センターって？

～介護・福祉の相談窓口，でも意外と知らないその業務内容とは？

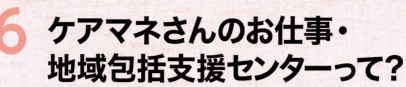

髙木　暢

1 はじめに

「ケアマネ」「地域包括支援センター」などの語を耳にする機会が多いと思いますが，では，実際にはどのようにそのサービスを利用するのでしょうか．本稿ではケアマネさんのお仕事や地域包括支援センターの役割について解説したいと思います．

2 ケアマネってどんな人？ 何をしているの？

ケアマネ（ケアマネジャー）の正式名称を知っていますか．**介護支援専門員**が答えです．実務研修受講試験（筆記試験）に合格して，実務研修を受講し，レポートを提出すると資格を取得できます．規定の国家資格等を有するあるいは規定の業務に就いて，一定期間の実務経験があれば受験が可能です．実は医師も5年以上の実務経験があれば受験可能で，実際に資格を取得している医師もいます．ほかにも医療や介護の分野で活躍するさまざまな職種の方が資格を取得しており，現場で活躍するケアマネの内訳は介護福祉士，看護師の資格をもつ方が多い状況です．ちなみに，第18回試験（2015年10月実施）の受験者全体の合格率は同じで，合格者の内訳は医師が

0.3％，看護師は11.4％，介護福祉士は63.1％と介護職の割合が以前よりも多くなっています．

ケアマネが働く場は，居宅と施設等（特養や老健など）に大別できますが，本稿では居宅におけるケアマネの仕事について解説します．仕事の内容はケアプラン（居宅サービス計画）の作成，かかわる医療や介護の各機関との連絡調整，給付管理業務（計画通りにサービスが提供されたかどうかの確認），月1回の利用者宅への訪問，そのほか生活全般にわたる相談業務などです．独居世帯や老老世帯も多いため本来の業務以外に家族の代わりとして病院への付き添いをしたり，同居家族の都合で月1回の訪問が日曜日しかできないなど夜間や休日の対応が必要な場合も多くなっています．

3 ケアプランって何？

先述の通り，ケアマネの仕事にケアプラン作成がありますが，利用者自身が自分で作成することも可能です（セルフプランと呼ばれ，市町村への届出が必要）．しかし，実際に自分のケアプランを自分で作成している利用者の数はそれほど多くないのが現状です．

多くの場合は，利用者がケアマネに依頼する形で，ケアマネが利用者の介護度で定められた単位数で利用できるサービス〔ヘルパー，通所サービス（デイ），ショートステイ，福祉用具など〕について，サービス内容とニーズがマッチするか利用者と相談しながらプランを作成します（図1）．また，プラン作成後も，利用する通所サービスの施設を変えたい場合や病状やADLが変化した場合などには，それぞれの事業所との調整をしてサービス内容の変更もします（図2）．

利用者からのニーズが多く，介護度で定められた単位数（介護保険利用分）の上限を超えてもサービスが必要な場合もありますが，その場合は定められた単位数を超えたサービス内容は全額自費になります．つまり，利用者の同意があれば介護保険利用分（1〜2割の自己負担）と超過分（全額自費）の

図1 ケアプランの実例ビフォーアフター①

2月のサービス計画（Before）

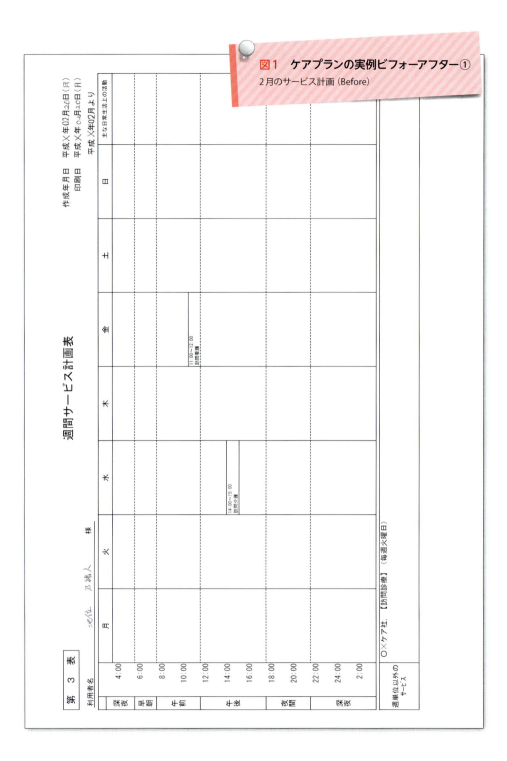

図2 ケアプランの実例ビフォーアフター②
8月のサービス計画（After）（要介護1→区分変更申請して要介護3へ）

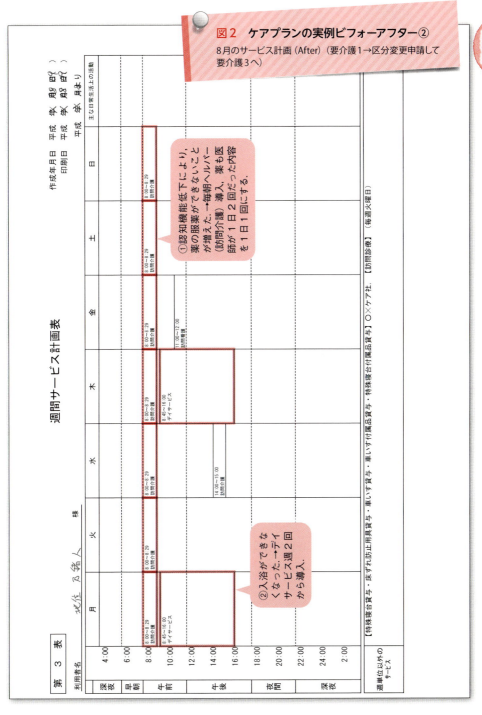

両方のサービスを利用することが可能です（医療保険では保険診療と自費診療の混合診療は不可ですが，介護保険では両方を利用することが可能です）．

医師が考えるよいケアマネとは
～医師とケアマネの連携は重要です！～

　ケアマネによってもともとの職種はさまざまであるため医学的な知識に差があります．医療や介護でのキャリアも異なれば，当然タイプも異なるため，意見をしっかりと主張するケアマネもいれば，医師に遠慮して積極的には動けないケアマネもいます．

　例えば，患者さんの身体的な問題が悪化した（しそうな）場合，適切なタイミングで医学的な側面からケアプランを変更してくれたり，医師へ直接相談をしてくれるケアマネは，医師からみても利用者からみても「よいケアマネ」「デキるケアマネ」と言えます．利用者が医師や看護師には言い出しにくい話をケアマネが時間をかけて引き出して情報提供してくれたり，医療機関が知りえない過去の家族関係や経済状況などの重要な情報を提供してくれる場合もあります．ケアマネと連携していろいろな情報をもらえると医療的なフォローがしやすい場合も多く，助かります．

　そうは言っても人と人とのかかわり合いですので，どんなケアマネでも利用者やその家族との関係性がうまくいかないこともあります．そんな場合は，実は利用者やその家族の権利でケアマネを交代することができます．医師としてはなるべく「よいケアマネ」「デキるケアマネ」に代わってほしいところですが，あくまで利用者の権利ですので，医師が利益誘導した形にならないように注意しましょう．

　そんな**ケアマネの多くは医療機関，特に，医師と連携をとりたがっています**．医師も忙しいうえに介護保険のことが詳しくわからないのでケアマネから連絡が来てもコミュニケーションをうまくとれない場合が多く，ケアマネからは医師は非常に敷居が高い存在になっています．そのため，担当者会議に医師だけ呼ばれず，関係する介護スタッフが医療的な状況がわからないまま利用者のケアをしなければならないという場合もあります．特に介護福祉士の資格をもつケアマネが増えているため，必要に応じて医学的な知識を医

師がアドバイスすると連携をとることができてよいと思います．忙しい業務のなかでもできるだけケアマネとコンタクトをとりやすい環境をつくることも医師の務めではないでしょうか．

　日頃からケアマネと連絡をとり，それぞれのケアマネの力量や特性を把握しておくと連携がスムーズになります．デキるケアマネは顔が広く，頭のなかには地域のなかの施設や医療機関の情報がたくさん詰まっていて，「あのデイサービスはここが売りだけれども，この利用者さんの性格では逆効果になるからこっちのデイサービスに変更しよう」など，いろいろな引き出しをもっています．自分の医療機関や医師としての仕事ぶりがどう評価されているのかドキドキしますが，デキるケアマネのこういった情報を共有しながら仕事をしたいものです．

5 地域包括支援センターに相談しよう

　地域包括支援センターの役割を一言で言えば，「地域のよろず相談所」です．住民5,000〜30,000人に1カ所の割合で地域包括支援センターがあります．患者さんが住む地域ごとに担当する地域包括支援センターが割り振られているので，まずは知っている近くの地域包括支援センターへ連絡して患者さんの居住地に該当する地域包括支援センターを紹介してもらいましょう．具体的な仕事は**介護予防支援**と**包括的支援事業**に大別できます．

　介護予防支援は，介護保険の認定審査会で「要支援」と判定された利用者のケアプラン作成が中心となります．このように要支援の場合にはケアマネがつくことは原則ありませんが，ケアプランの作成が居宅介護支援事業者へ委託されてケアマネがつく場合もあります．

　もう1つの仕事である包括的支援事業は，高齢者からのよろず相談，虐待や認知症への支援，地域への包括的・継続的なケア，行政・保健所・医療機関などとの横断的なかかわりなど多岐にわたります．「地域のなかで困ったことは，地域のなかで解決しよう」というイメージで，独居高齢者で見守りが必要そうなケース，高齢者虐待を疑うケース，ゴミ屋敷で近寄りがたいケースなど，**どこに相談したらよいのかわからないことは，まずは地域包括支援**

センターへ相談しましょう．また介護保険を新規に申請したい場合も窓口になってくれます．

6 外来にこんな患者さんが来たらどうしますか？

1) ケース1

88歳，男性．既往歴なし．
高血圧で外来通院中の女性（64歳）から「最近，うちのおじいさん（義父）がおかしいんです．ボケてきたみたいで…」と相談．最近，散歩に行って帰り道がわからなくなったり，いつも同じ服を着ていて風呂に入らなくなっている．周囲への暴言や暴力はなく，徘徊することもない．

➡ treatable dementia（治療可能な認知症）を除外，長谷川式簡易知能評価スケール（HDS-R）12/30点，頭部MRIで海馬の著明な萎縮を認め，アルツハイマー型認知症の診断になりました．医学的には，認知症の薬を処方して外来通院をしてもらうという対応になります．

　しかし，診断がついただけであり，内服しても認知症は治るものでもなく，家族からは「どうしたらいいのでしょうか」と質問されました．「ケアマネと相談してみてください」といつものように家族へ伝えましたが，「ケアマネって何ですか？介護保険？何ですかそれ？」とさらに質問がきました．介護保険料は納めているけれども制度をよく知らない，こういうケースは意外とあります．さぁ，どうしましょうか．

　医療機関に来る患者さんは，特に大きい病院であればあるほどさまざまな病気を抱えていることが多いため介護保険サービスを利用していることが多いですが，元来健康で医療機関にかかったことがない高齢者は介護保険サービスを利用していないことがあります．

　まずは地域包括支援センターへ家族から相談してもらうように説明します．医師もよくわからなければ，居住地に該当する地域包括支援センターを役所から紹介してもらい相談するように説明します．せっかくの機会ですので，**医師が地域包括支援センターへ直接連絡して**，「こういう患者さんがいて，家族も何をしたらいいかわからず困っている」と現状を伝える

と今後の連携もスムーズになると思います．この場合，ケアマネがいる居宅介護支援事業所へ相談してもよいのですが，はじめての場合はどのケアマネがよいのか，どの事業所がよいのかわからない場合がほとんどなので無理せず，地域包括支援センターへ相談するのがよいでしょう．

　その後は地域包括支援センターの職員が現状把握のために自宅へ訪問するなどして本人・家族と面接し，状況の聞き取りをします．介護保険の申請は家族による申請でも地域包括支援センターによる代行申請でも可能です．申請後，改めて自宅で本人を交えて認定調査があり，主治医へ介護保険主治医意見書作成の依頼がきます．それらの資料をもとに認定審査会が開かれて，最終的に介護度が決まります．

2) ケース2

49歳，男性．末期の胃がん．
自宅看取りを希望している．往診希望で外来を初診．

➡　両親が介護保険を利用していますが，本人に関しては未申請でした．末期がん（悪性腫瘍）であり，65歳未満ですが2号被保険者の特定疾病に該当するため介護保険の利用が可能（介護保険は65歳以上から利用可能でその場合を1号被保険者と言います）と説明し，ケース1と同様に地域包括支援センターへ家族から相談してもらいます．このように医師は**2号被保険者の対象となる特定疾病の16種類**（表）を把握しておくことが必要です（厚生労働省ホームページ http://www.mhlw.go.jp/topics/kaigo/nintei/gaiyo3.html を参照）．

　末期がんの場合，予後が短いことが予想されることが多く，介護認定が出るまで待っていると認定が出たころには寝たきりになっていたり，すでに亡くなっているような場合もあるため，医療機関も迅速に対応する必要があります．逆に，積極的な治療をしないが予後的に余裕がある場合は，介護保険の申請を早くし過ぎると要支援にすらならず「該当せず」となってしまう場合があるので**申請のタイミングに注意する必要があります**．いずれの場合も，**地域包括支援センターへ医療機関（医師）からも一報を入れて情報の共有を図っておくことが必要です**．仮に，「該当せず」となっても再度申請することは可能で，後に不利になるようなことはありません

表　特定疾病の範囲

1. がん【がん末期】※
   （医師が一般に認められている医学的知見に基づき回復の見込みがない状態に至ったと判断したものに限る）
2. 関節リウマチ※
3. 筋萎縮性側索硬化症
4. 後縦靱帯骨化症
5. 骨折を伴う骨粗鬆症
6. 初老期における認知症
7. 進行性核上性麻痺，大脳皮質基底核変性症及びパーキンソン病※【パーキンソン病関連疾患】
8. 脊髄小脳変性症
9. 脊柱管狭窄症
10. 早老症
11. 多系統萎縮症※
12. 糖尿病性神経障害，糖尿病性腎症及び糖尿病性網膜症
13. 脳血管疾患
14. 閉塞性動脈硬化症
15. 慢性閉塞性肺疾患
16. 両側の膝関節又は股関節に著しい変形を伴う変形性関節症

特定疾病については，その範囲を明確にするとともに，介護保険制度における要介護認定の際の運用を容易にする観点から，個別疾病名を列記している（介護保険法施行令第二条）
〔※印は平成18年（2006年）4月に追加，見直しがなされたもの〕
http://www.mhlw.go.jp/topics/kaigo/nintei/gaiyo3.html より引用

が何度も書類を作成したり認定調査を受けることは時間的にもったいないことになります．

　なお，仮に患者さんが40歳未満であった場合は介護保険を利用することはできません．自宅での療養を希望されている場合は，行政との連携も含めて利用できる福祉サービスがないか地域包括支援センターに相談してみましょう．地域によっては何か利用できる介護福祉サービスがあるかもしれません．地域包括支援センターと仲良くしておくことをお勧めします．

7 地域包括支援センターから逆に相談されることもある!?

　地域のなかでケアマネや地域包括支援センターと連携をしていると，ときどき逆に相談されることがあります．

　ケアマネからは「外来通院していますが通院が大変で家族も介助ができな

くなってきました．どうしたらいいでしょうか」といった内容もあります．ケアマネがいる患者さん（利用者さん）ということは要介護者ということになります．介護保険を利用している以上，主治医が主治医意見書を作成しています．自分の外来の患者さんの相談ならば「訪問診療に切り替えることも選択肢ですね．一度，家族も含めて相談しましょう」と返事することも可能ですが，他院へ通院中の患者さん（利用者さん）についても相談される場合があります．その場合は，「主治医の先生にまずは相談してください」とお伝えしましょう．あまり熱心すぎて主治医の先生への相談抜きに，先走って本人，家族，介護職種のなかだけで「訪問診療にしよう」と決めてしまっている場合もあります．注意しましょう．

　地域包括支援センターからは介護保険利用者だけでなく，地域のなかで対応に困ったケースについても相談があります．役所の高齢者や福祉関係の課からも一緒に相談されることもあります．独居のゴミ屋敷に住む高齢の方，道路で毎日騒いでいる方，動けなくなって通院困難となった方など，行政の介入だけでなく医学的な介入が必要と思われる方の相談があります．主治医がいれば主治医に相談するように話をしますが，主治医がいないケースがほとんどです．したがって，関係者の話を聞いてみて外来受診をお願いするケース，まずは往診してみるケース，アドバイスだけで終わるケースなどいろいろとあります．介入してみると「医療機関への受診の仕方がわからなかった」と言って乳がんを数年間放置して皮膚潰瘍が形成されていたが，病院と連携して治療を開始し，現在は皮膚潰瘍もほとんどきれいになってデイサービスなど外出を考えはじめているケースもありました．

　地域包括支援センターと顔が見える関係になっているといろいろな相談があります．ぜひ，積極的にかかわるようにしましょう．

8 おわりに

　介護保険は新規申請から認定が下りるまで平均的に1カ月くらいかかります．ですから，今すぐに使いたい，という場合には困ってしまいます．この点は地域包括支援センターと家族の間で相談してもらい，必要に応じて暫定

という形で介護保険の利用を開始する場合もあります．暫定的に「おそらくこのぐらいの介護度」という見込みで開始するため，最終的に介護認定されないような場合は最悪，全額自費での負担になります．その点でも医師が作成する主治医意見書の内容が重要です．主治医意見書が提出されなければ認定審査会で審議されず，いつまで経っても介護認定されません．記載内容が不十分な場合は，正確な介護度が認定されず利用したいサービスを利用できません．主治医は，認知症の場合は具体的な症状についての問診，HDS-Rなどのスコアや検査結果を準備する必要があります．詳細は基礎編-1「介護認定審査の裏側」を参照ください．

　地域で医療を行うなかで多職種との連携は重要です．ケアマネ，地域包括支援センターなど患者さんの生活に深くかかわっている職種・サービスがあることを知り，その仕事内容を理解したうえで連携を進めていくことができるといいと思います．

文　献

1) 厚生労働省 地域包括ケアシステム：
http://www.mhlw.go.jp/stf/seisakunitsuite/bunya/hukushi_kaigo/kaigo_koureisha/chiiki-houkatsu/
2) 三菱総合研究所：平成26年老人保健事業推進費等補助金 老人保健健康増進等事業 地域包括支援センターにおける業務実態に関する調査研究事業 報告書，平成27年3月
http://www.mri.co.jp/project_related/roujinhoken/uploadfiles/h26/h26_03.pdf
3) ケアマネジメントについて〔社保審-介護給付費分科会 第79回（H23.9.5）資料2-3〕：
http://www.mhlw.go.jp/stf/shingi/2r9852000001nv62-att/2r9852000001nvak.pdf#search

基礎編

7 訪問歯科でできること
〜知っているようで知らない訪問歯科の診療内容とは？

木森久人

1 はじめに

　訪問歯科診療というものをご存知でしょうか？　名前は聞いたことがあるかもしれません．でも実際の現場となるとどうでしょう？　何をしているのか…，どんなものを使っているのか…，本稿ではそんな世界をちょっとだけ，お見せします．

　近年では「肺炎予防のために口腔ケアを！」[1]という機運が高まり，口腔ケアという言葉が知られてきていると思います．また口腔ケアをすることによって肺炎予防ができるというエビデンスやQOL，ADLが向上するというエビデンスも出てくるようになりました[2,3]．しかしこの口腔ケアという言葉は非常に意味合いが広く，定義も曖昧なものです．この点については後で触れます．

2 そもそも訪問歯科診療とは？

　医科と歯科の訪問診療において，**最大の違いは保険制度上，歯科では往診と訪問診療の区分けがない**ことです．歯科は患者さんの求めに応じて往診しても，定期的な計画に応じて訪問診療しても，保険制度上は訪問歯科診療と

いうことになっています．また，どこまでが往診で，どこからが訪問診療にあたるのか，その線引きが曖昧であることも訪問歯科診療の特徴と言えると思います．例えば，入れ歯が壊れてしまったという主訴で訪問歯科診療を開始した場合，壊れた入れ歯を修理する，あるいは新しい入れ歯をつくるということは明らかに往診の範囲内です．しかし，入れ歯は完成した後に調整を加えなくては使えるようになりません．この調整についても痛くなくなるところまでが往診でしょうか．噛み合わせが揃うところまでが往診でしょうか．噛み合わせもどこまで揃えば訪問診療による経過観察となるのでしょうか．この点については歯科医師の間でも意見の相違があり，完成後痛くなければそのまま終了とする先生や，あるいは痛くなくとも噛めるものに制限がかかっているようであれば継続して調整を続ける先生もいます．この線引きについては，それぞれの歯科医師に任されているため，統一した見解はまだありません．

　その他の，診療所から半径16キロメートル以内の患者宅・施設が対象となることや，デイサービス中の診療ができないこと，対象となる患者さんの基準等は医科の往診・訪問診療と同じです．

　また，実際の現場としての違いでは，医科であれば介護タクシーなどを使って診療所に通えても，歯科だと診療回数が多すぎて介護タクシーの負担が増えた結果，診療所へ通えない…という問題が起きることがあります．これは歯科では入れ歯（義歯）づくりや歯の根の治療，歯周病治療など期間が長くかかるうえに，定期的に診療する必要がある治療が多いために起きる現象だと思います．

　そのため，訪問診療においても医科では月1〜2回の訪問であることがほとんどだと思いますが，**歯科では週1回の訪問が基本**となっていて，ケア中心になると月2回，そして月1回へと移行することになります．また頻回の介入が必要とされる患者さんの場合，歯科医師が週1回，歯科衛生士が週1回の介入を行うこともあります．

3 訪問歯科診療では何ができるの？

1）一般歯科（図1）

　歯医者と言えば虫歯（う蝕）の治療は一番に思いつくと思います．これについては診療所にもよりますが，ポータブルユニットという道具を使用することで在宅でも可能です．現在，虫歯の治療は光重合型レジン（図2）という白い詰め物を使うことが中心で，虫歯を削った後にこれを詰め，特定の波長の光を当てると数秒で固めることができます．そのため体動が大きく，保定（体動を抑えること）が困難な状況でも治療が可能です．また，治療後すぐに飲食をすることもできるため，食事前の治療であっても，食事時間の調整をする必要がありません．

　そして歯の表面を削る治療だけでなく，歯の神経を取る治療もできます．当診療所では従来式の手で神経を取る治療もしますが，機械を用いて自動的に歯の神経を除去する治療も行っています．

　また，顎や歯の型を取ることも問題なくできますので，入れ歯をつくることも可能です．もちろん，今ある入れ歯の調整や修理もできます（図3）．近

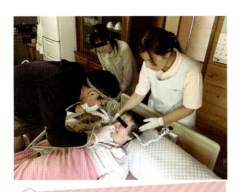

図1　訪問歯科診療の様子
ALS患者さんへの歯石除去（スケーリング）中

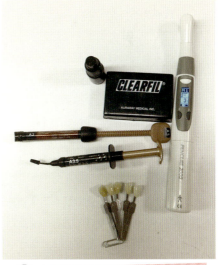

図2　光重合型レジンと光照射器

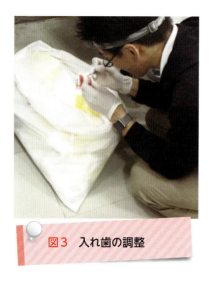

図3　入れ歯の調整

年,注目を浴びる歯周病ですが,口腔内検査やX線検査,歯石除去,ブラッシング指導,定期的なメンテナンス等も訪問歯科診療において対応可能です.

2) 口腔外科

　抜歯などの外科処置,口腔乾燥症(ドライマウス)や粘膜疾患なども対応可能です.粘膜疾患については患者さんにも驚かれることが多いのですが,口唇ヘルペスや口内炎などに対して治療を行い,薬を処方することも歯科で可能です.また最近では骨粗鬆症等でのビスホスホネート製剤の服薬により起きると言われる薬剤関連性顎骨壊死(medication related osteonecrosis of the Jaw : MRONJ)という顎骨炎の一種が問題視されており,抜歯の際など必ず服薬状況を確認することにしています.MRONJを一旦発症すると,完治までに時間がかかることが多く,その間義歯が使えなかったり,痛みを生じることもあり,対応に難渋することが多いです(図4).

3) 矯正歯科

　矯正歯科とは,歯並びを治す治療のことを言います.矯正歯科についてはお問い合わせを受けることは少ないのですが,ご希望内容次第では対応することも可能です.ただし,通常の歯科外来と同様に,保険診療枠外の治療となりますので,全額自費診療となります.

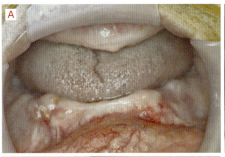
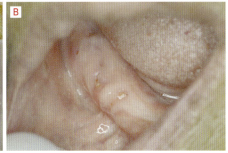
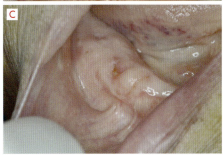

図4　MRONJの治療経過
A：初診時，B：アモキシシリン250 mg 3C与薬で2カ月後，C：同与薬6カ月後

4）小児歯科

　こちらもお問い合わせは少ないのですが，障害をおもちで通院困難なお子さんであればもちろん，訪問歯科診療の対象です．1歳半健診などの会場へ行けない，というお子さんへの訪問も経験があります．

5）その他

　当診療所では摂食嚥下障害の患者さんへの検査・リハビリも行っていますが，これについては対応できる診療所※はまだ少ないのが現状だと思われます．

　※摂食嚥下関連医療資料マップ（http://www.swallowing.link）：こちらのサイトでは，摂食嚥下に関連した医療を提供できる病院・診療所を登録し，誰でも閲覧できるようになっています．こちらを参考にしていただければ，皆様のお近くで，どこの医療機関が嚥下評価・訓練を引き受けてくれるかが見られるようになっています．

〔当診療所における嚥下検査・リハビリ例〕

　経鼻経管栄養にて在宅療養中の患者さんで，本人より口からご飯が食べたいとの要望があり，訪問歯科診療を開始しました．嚥下内視鏡による検査では，嚥下反射遅延，喉頭蓋動作遅延による喉頭侵入がみられましたが，1カ月ほどの嚥下訓練にて喉頭侵入なくゼリー，プリンを摂取することができる

ようになりました．その後2カ月の訓練の後，既往の高次脳機能障害により集中力が続かないものの，声掛けを行うことにより市販の介護食（具入りのやわらかいごはん）であれば摂取可能になりました．最終的には経鼻経管を抜去することはできなかったものの，歯科医師，歯科衛生士，看護師がいるときのみ経口摂取をすることとし，部分的ではあるものの患者さん，家族の希望に沿うことができました．

また，前述の通り薬剤の処方も可能です．当診療所では訪問診療の性格上，院内処方として薬をお渡ししています．歯科で使う薬は鎮痛薬，抗菌薬，口腔用軟膏が中心ですが，病状によっては抗真菌薬，うがい薬，漢方薬などを処方することもあります．

▶ **これだけは押さえておきたいポイント**
訪問歯科診療では，基本的に歯科外来と同じ診療を行うことができるようになっています．

4 訪問歯科診療ではどんな道具を使うの？

歯科診療所は医科に比べると，もともと機械が多いと感じます．当診療所で使用している機械を例に説明していきます．

1）ポータブルユニット（図5）

これは歯や入れ歯を削る，歯石を取る，水を吸う装置がセットになっています．歯や入れ歯を削る部分をエンジンと言い，歯石を取る部分を超音波スケーラーと言います．水を吸う部分はバキュームと言って，それ以外に水とエアを噴出する3wayシリンジというものも装着されています．

2）ポータブルX線装置（図6）

さまざまな製品がありますが，当診療所ではCCDセンサーを使用したデジタルX線装置を採用しています．被曝量も10 μSv以下ほどと非常に低く，在宅での使用も問題ありません．

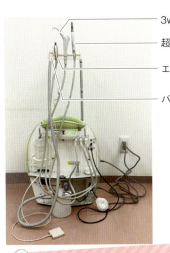

図5　ポータブルユニット

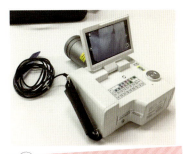

図6　ポータブルX線装置

3) モバイルエンジン

　ポータブルユニットからエンジン部分だけを取り出したようなものです．ポータブルユニットはAC電源が必要なのですが，こちらはバッテリー式なので電源を探す必要がありません．また軽いので入れ歯の調整だけのときなどに重宝します．

4) 血液凝固能測定器（図7）

　ワルファリンカリウムを服用されている患者さんは，やはり多くいらっしゃいます．抜歯を行う場合など出血が想定される場合，PT-INRの測定を行ってから処置に入るようにしています．

5) 舌圧測定器（図8）

　こちらは比較的最近の機械で，口の中にバルーンを入れてそれを舌で潰してもらい，圧力を測定するものです．舌の筋力，飲み込む力を測ります．

6) 生体モニター

　血圧計，パルスオキシメーター，体温計は別途持っていますが，全身リスクの高い方や重度心不全の方などでは，診療の間，経時的に測定を行える生

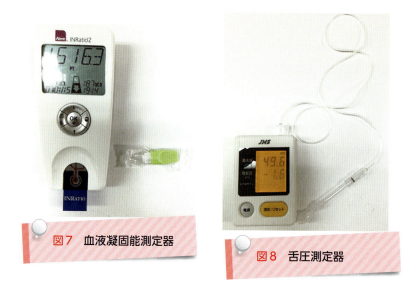

図7 血液凝固能測定器

図8 舌圧測定器

体モニターを使うこともあります．

7) 救急救命キット

　万が一の場合のため，当診療所ではニトログリセリン（ニトロペン®）舌下錠，アドレナリン注，携帯用酸素ボンベ，アンビューバッグなどを装備しています．

8) 嚥下内視鏡

　前述のとおり当診療所では，摂食嚥下障害のある方への検査・リハビリも行っています．その際に嚥下内視鏡を用いることがあります．嚥下内視鏡は経鼻挿管で，送気や生検用鉗子などの機能をもたないため細くできています．また咽頭まで届けばよいため，一般的な内視鏡に比べファイバー部も短くなっているのが特徴です．光源もLEDで非常に小さく，モバイル性に優れています（図9）．

　もっとも，多くの場合は聴診器での頸部聴診で十分評価できます．

（聴診器での頸部聴診（図10））

　頸部聴診においては輪状軟骨（のど仏の真下にあるやや硬いリング状の軟骨）直下の気管外側上の皮膚面に接触子を当てます[5]．成人用の聴診器です

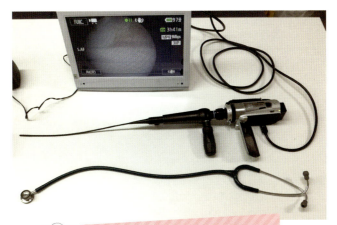

図9 嚥下内視鏡検査器材
内視鏡での検査時には嚥下音聴取も欠かせません

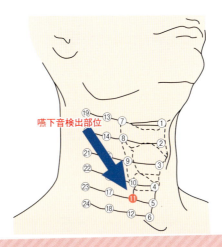

図10 頸部聴診の部位
嚥下音聴取検査をした24部位では，⑪の位置が最も聴きとりやすいとされています
（文献5より引用）

と大きく，嚥下の邪魔になることがあるため新生児用等接触子の小さいものが使いやすいです．接触子はベル型，ダイヤフラム型どちらでも聴取可能ですが，ダイヤフラム型の方が聴き取りやすく感じます．正常嚥下では短く明瞭な嚥下音が聞こえますが，誤嚥している場合，嚥下音が発生するまで時間

がかかったり，泡立つような音（ゴボゴボ音）が聞こえることがあります．

> ▶ **これだけは押さえておきたいポイント**
>
> 訪問歯科診療では，道具があるかないかでできる診療内容が変わりますので，何を持っているのか？は大事なポイントです．

5 口腔ケアって？

「口腔ケア」と聞いて最初にイメージするのは「歯磨き」ではないでしょうか．ただ，**口腔ケアはただの歯磨きではありません**．口腔ケアを一言で定義すれば，**「口腔の機能を維持・向上させるための手段」**ということになります．すなわち，口を綺麗にすることもそうですし，口腔関連筋群のリハビリもそうですし，摂食嚥下にかかわるリハビリも口腔ケアだと言えます．また，直接的なケアのみでなく，本人や家族，施設職員への指導なども含まれます．

> ▶ **これだけは押さえておきたいポイント**
>
> 口腔ケアは，いまだ正式な定義が定まっていません．口腔清掃実施，口腔清掃指導，口腔機能管理などを含んだ概念ですが，今はオーラルマネジメントという言葉を使うこともあります．

〔ケアの実際例〕

ALSにて在宅療養をされている患者さんで，自力開口が厳しく，徒手開口も痛みが強く家族による歯磨きが難しいとのことで訪問歯科診療を開始しました．本人への指示開口では開口量はほぼゼロ．徒手開口を試みても一横指程度であり，歯ブラシを入れることも困難でした．そこで開口筋，閉口筋へのマッサージを行い，1カ月ほどで指示開口で半横指程度，徒手開口にて一横指半程度の開口量が得られました．その後開口練習用器具を製作し，家族でも開口訓練が行えるようにしました．現在では歯ブラシによるブラッシングが可能となり，清掃不良による口腔内不快感が解消しました．現在も2週間に1回のペースでリハビリおよびマッサージ，口腔清掃を行い，現状維持できるよう家族へのアドバイスを行っています．

6 多職種協働

　患者さんの口の様子，何か変だけどどうやって訪問してくれる歯医者を探そう… ということはありませんか？ かかりつけの歯科医師が訪問してくれればよいですが，なかなかそういうケースはありませんよね．こんなときケアマネジャーさんに相談してみるのが近道です．ケアマネジャーは，多くの利用者さんを通して，歯科医療関係者にもコネクションをもっていることが多いです．

　また歯科医師側から，照会状が医師の先生方のもとへ届くことがあるかと思います．多くの場合，抜歯前の全身状態の確認であることが多いのですが，ぜひご返信をいただければと思います．手紙のやりとりも，連携，協働の第一歩になると考えています．

　さらにサービス担当者会議の開催の際にも，歯科医師へ声をかけていただけると顔が見える連携へと進むことができます（図11）（サービス担当者会議については実践編-2「サービス担当者会議，略して『サ担会』！ 参加していますか？」も参照）．

> ▶ **これだけは押さえておきたいポイント**
> 　患者さんにこんな症状があったら，訪問歯科診療の依頼をしてください！
> - 口腔内の出血，痛みを訴える（歯に限らず）
> - ご飯を食べる量が減ってきた（体重減少してきた）
> - しゃべっているときに，入れ歯が浮いている，カチャカチャと入れ歯同士の当たる音がする
> - これまで食べることができた食事が食べられなくなった
> - 口の臭いがきつくなった，膿の臭いがする

基礎編

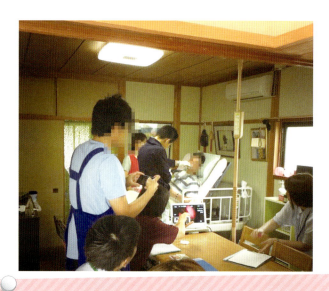

図11　サービス担当者会議の様子
胃瘻から経口摂取を再開するにあたり，デイサービス，ショートステイ担当者と，どういう姿勢で摂食するか検討しています

7 おわりに

　訪問歯科は，医科の訪問診療のように命にかかわる治療を行ったり，看取りをしたりということが少ないです．また，訪問介護，訪問看護のように日常的な見守りや介助をすることも少ないです．

　そんな私たちの仕事の最大の特徴は命を支えるとか，救うというところではなく，常に患者さんとともに歩んでいくという姿勢にあると考えています．患者さんの人生の主役は患者さん自身です．私たちは常に脇役として，あるいは裏方として，患者さんが人生の主役として生き，そして最期を迎えられるようにするために日々臨床現場で多くの職種の方と頑張っています．

　最後に医療介護関係者からよく質問されることをまとめて終わりにします．

Q1． 入れ歯を入れるとご飯を食べなくなります．どうすればよいですか？
➡ **A．** 入れ歯を入れなければご飯が食べられるのであれば，入れ歯は外してご飯を食べるのがよいです．入れ歯の具合が悪くて食べられないなら，

入れ歯を調整するか作り直すかが必要ですが，入れ歯の具合がよくても食べられないなら，その方のお口の能力の限界と考えられますので，外して食べることも選択肢となります．

Q2. ご飯の食べが悪いのですが…

➡ **A.** ご飯の食べが悪い理由が何なのか，探る必要があります．口の機能が落ちているのか，それとも体調が悪いのか，それとも最期の時が近づいているのか…．口の機能が落ちているので食べられない，というときはもちろん歯科の出番です．ですが，最期の時が近づいているとき，その最期の時を整ったお口で迎えさせてあげたいというご家族の希望があることがあります．そのようなときには，お口を整える，そしてお顔を整えるための入れ歯をつくることもあります．

Q3. 歯が揺れています，抜歯するべきですか？

➡ **A.** 歯が揺れているからといって，必ずしも抜歯をするべきではありません．歯の状態，揺れている原因を探ると，治療すると揺れが収まったり，程度が軽くなることがあります．また体調や服薬によって抜歯ができないこともあります．そうした場合は次善策として抜歯をせずに，経過を見ることもあります．

Q4. 歯磨きすると血が出ます．磨かない方がよいですか？

➡ **A.** 歯磨きをして血が出る場合は，ブラッシング圧が強すぎる場合と，歯周病である場合が考えられます．ブラッシング圧が強すぎる場合は適切なブラッシング指導を行います．歯周病である場合は歯周治療を行います．いずれにしても歯科の出番ですが，まずは血が出ても歯磨きを基本的には行うようにしてください．

Q5. ムセがあります．食事は諦めた方がいいですか？

➡ **A.** ムセは，誤嚥の大事なポイントではあるのですが，ムセたから食べない方がいい，というのは極論です．私たちのような健常者でも，時によってムセることがあります．では私たちもご飯を食べない方がいいのでしょうか？必要なことは，まず何でムセたのか，どうムセたのか，頻度はどのくらいなのか…そうした評価を行い，適切な対処をするこ

とで，ムセても食べ続けられている方は多くいらっしゃいます．

Q6. 今，胃瘻です．口から食べていないので口腔ケアは不要ですか？

➡ **A.** 胃ろうであったり，経管栄養のため，経口摂取をしていない方の場合，口腔ケアが行われていないことがあります．食べなければお口は汚れないと思われるかもしれませんが，実は食べないと逆に汚れるのです．普段，私たちの口は食事をすることで口腔内粘膜や歯の表面についた汚れを食事とともに飲み込んでいます．食事をしなくなると，古くなった口腔粘膜は剥がれて剥離上皮となり，また痰などが口腔内に残って乾燥して塊をつくることもあります．1日3回の口腔ケアは必要なくとも，ご家族，ヘルパーさんなどは，1日3回，朝・昼・晩とお口の中を確認して，汚れがついていれば口腔ケアをしてあげるようにしてください．

文　献

1) Yoneyama T：Oral care reduces pneumonia in older patients in nursing homes. J Am Geriatr Soc, 50：430-433, 2002
2) van der Maarel-Wierink CD, et al：Oral health care and aspiration pneumonia in frail older people：a systematic literature review. Gerodontology, 30：3-9, 2013
3) Naito M, et al：Effects of dental treatment on the quality of life and activities of daily living in institutionalized elderly in Japan. Arch Gerontol Geriatr, 50：65-68, 2010
4) おくちでたべる.com｜コラム・第六回 嚥下障害の検査法1―頸部聴診法（その1）：http://www.okuchidetaberu.com/colum/no6.html
5) Takahashi K, et al：Methodology for detecting swallowing sounds. Dysphagia, 9：54-62, 1994

基礎編

8 ヘルパーさんにどこまで頼めるの？

～ヘルパーさん（訪問介護員）は介護のプロ！
患者さんの自立をサポートします

樫尾明彦

1 はじめに

　昨今，ケアを提供する場のニーズとして，病院から在宅へより一層シフトしていく必要性が議論され，また一方で，身の回りのことを自力ではできなくなっている独居の患者さんも増えつつあります．そのようななかで，在宅におけるヘルパーのニーズも高まってきていると考えられます．在宅医療にかかわる医師からヘルパーに依頼する仕事もあるなかで，ヘルパーの仕事に関して，具体的なイメージがしにくいことがあるかもしれません．本稿では，ヘルパーにどんなことを頼めるのか（どこまで頼めて，どこからは頼めないのか）に関して，理解の助けとなるようにまとめてみたいと思います．

2 ヘルパーについて

　日頃，「ヘルパー」と呼ばれている在宅での介護を専門とする職を，一般には，**訪問介護員**（ホームヘルパー：以下，ヘルパーと記載）と呼びます．平成3年（1991年）に現在の名称に変更され，訪問介護員養成研修1〜3級という段階別の研修が導入されました．その後，平成25年（2013年）度より，各都道府県で定められた「介護職員初任者研修」（計130時間の研修）が

開始されました（訪問介護員養成研修は廃止）．現在はその研修を修了することで，ヘルパーになることができます（さらにスキルアップするための「実務者研修」もあり）．

身体介護と生活援助

具体的なヘルパー業務としては，「身体介護」と「生活援助」があげられます．それぞれの定義を以下に示します．

▶ **身体介護と生活援助**（厚生労働省による定義）

【身体介護】

❶ 利用者の身体に直接的に触れて行われる介助サービス（必要となる準備，後片づけなどの一連の行為を含む）

❷ 利用者の日常生活動作能力（ADL）や意欲の向上のために利用者とともに行う自立支援のためのサービス

❸ その他専門的知識・技術（介護を要する状態となった要因である，心身の障害や疾病に伴って必要となる特段の専門的配慮）をもって行う，利用者の日常生活・社会生活上，必要となるサービス

➡ 具体的には，(1) 食事・排泄介助，(2) 清拭・入浴，身体整容，(3) 体位変換，移動・移乗介助，外出介助，(4) 起床および就寝介助，(5) 服薬介助，(6) 自立生活支援のための見守り的援助（自立支援，ADL向上の観点から安全を確保しつつ常時介助できる状態で行う見守り等）

【生活援助】

掃除，洗濯，調理などの日常生活の援助（そのために必要となる一連の行為を含む）であり，利用者が単身，家族が障害・疾病などのため，本人や家族による家事が困難な場合に行われるサービス

➡ 具体的には，(1) 掃除，(2) 洗濯，(3) ベッドメイク，(4) 衣類の整理・被服の補修，(5) 一般的な調理，配下膳，(6) 買い物・薬の受け取りをさす．ただし，商品の販売・農作業等生業の援助的な行為，直接本人の日常生活の援助に属しないと判断される行為は含まれない．

3 訪問介護でできること

　ヘルパーが患者さんに接する機会が増えると，ヘルパーができる行為か，できない行為かの線引きが必要になりますが，以前はその議論が十分ではありませんでした．

　平成17年（2005年）7月に発出された「医師法第17条，歯科医師法第17条及び保健師助産師看護師法第31条の解釈について」において，以下の行為が，「医師，看護師等の免許を有さない者が業として行うことを禁止されている医行為ではない（すなわち**ヘルパーにも可能**）と考えられるもの」として列挙されました[2]．

▶「**医行為に該当しないと考えられるもの**」（文献2より作成）
① **体温測定**をすること
② 自動血圧測定器による**血圧測定**をすること
③ 新生児以外において，パルスオキシメーターによる**動脈血酸素飽和度測定**をすること
④ 軽微な**切り傷**，**擦り傷**，**やけど**等について，専門的な判断や技術を必要としない処置をすること（汚物で汚れたガーゼの交換を含む）
⑤ **医薬品の使用介助**：（1）患者が入院・入所して治療する必要がなく，容態が安定していること，（2）副作用の危険性や投薬量の調整等のため，医師または看護職員による連続的な容態の経過観察が必要である場合ではないこと，（3）内用薬については誤嚥の可能性，坐薬については肛門からの出血の可能性など，当該医薬品の使用の方法そのものについて専門的な配慮が必要な場合はないこと，を満たしている場合に限り，医師または歯科医師の処方および薬剤師の服薬指導のうえ，看護職員の保健指導・助言を遵守した医薬品の使用を介助することができる．具体的には，皮膚への**軟膏の塗布**（褥瘡の処置を除く），皮膚への**湿布の貼付**，**点眼薬**の点眼，一包化された**内用薬の内服**（舌下錠も含む），肛門からの**坐薬挿入**または鼻腔粘膜への**薬剤噴霧**を介助すること

その他，以下の行為も原則として含まれる．

❶ 爪そのものに異常がなく，爪の周囲の皮膚にも化膿や炎症がなく，かつ，糖尿病等の疾患に伴う専門的な管理が必要でない場合に，その爪を**爪切りで切る**ことおよび爪ヤスリで**やすりがけ**すること
❷ 重度の歯周病等がない場合の日常的な**口腔内の刷掃・清拭**において，歯ブラシや綿棒または巻き綿子などを用いて，歯，口腔粘膜，舌に付着している汚れを取り除き，清潔にすること
❸ **耳垢を除去**すること（耳垢塞栓の除去を除く）
❹ **ストマ装具**のパウチにたまった排泄物を捨てること（肌に接着したパウチの取り替えを除く）
〔筆者補足：肌への接着面に皮膚保護機能を有するストマ装具については，交換も可能（「医行為」には該当しない）という見解も出されている（平成23年6月）〕
❺ 自己導尿を補助するため，**カテーテルの準備**，**体位の保持**などを行うこと
❻ 市販のディスポーザブルグリセリン浣腸器（※）を用いて**浣腸**すること

※ 挿入部の長さが5〜6センチメートル程度以内，グリセリン濃度50％，成人用の場合で40グラム程度以下，6歳から12歳未満の小児用の場合で20グラム程度以下，1歳から6歳未満の幼児用の場合で10グラム程度以下の容量のもの

次に，実際にヘルパーが現場で行う業務について，いくつか考えてみたいと思います．

4 訪問介護における通院・外出介助について

訪問介護は居宅で行われるものが主ですが，通院・外出介助についても，日常生活上必要と認められる場合には，例外的に訪問介護が利用できます．
また，院内介助については，「基本的には院内のスタッフにより対応されるべきものである」とされていますが，以下にあげるような，利用者が介助を必要

とする心身の状態である場合は訪問介護を適用できるとされています[3, 4].

【利用者が介助を必要とする心身の状態である場合の例】
- 院内の移動に介助が必要な場合
- 認知症その他のため,見守りが必要な場合
- 排泄介助を必要とする場合　等

　実際には,通院に全面的に介助が必要な患者さんの場合,自宅から病院への移動,院内での移動や受診,手続き(会計等),薬の受け取りから帰宅まで,常に誰かが付き添うことが必要となることが考えられます.患者さんの通院が安全かつ円滑に進むように,在宅および病院のスタッフの協力が大切と考えます.

5 医薬品の使用介助について

　本稿の「3.訪問介護でできること」で解説したように,医薬品の使用介助は,ヘルパーにも可能とされています.ただし現実的には,容態が安定しているかどうかの判断は,刻一刻と変わることも予想され,内用薬や外用薬であってもアレルギー発生の可能性や坐薬挿入による血圧の変動の可能性なども考えると,ヘルパーがどこまでこれらの介助ができるかは,状況により医師の判断が必要と考えられます.

6 喀痰吸引について

　平成24年(2012年)4月から,「社会福祉士及び介護福祉士法」(昭和62年法律第30号)の一部改正により,介護福祉士および一定の研修を受けた介護職員等においては,医療や看護との連携による安全確保が図られていること等,一定の条件の下で『たんの吸引等』の行為を実施できることになりました.

　具体的には,医師の指示,看護師等との連携の下において,「介護福祉士〔平成28年(2016年)1月以降の合格者〕,介護職員等(ホームヘルパー等

の介護職員，上記以外の介護福祉士，特別支援学校教員等）であって，一定の研修を修了」している場合に，喀痰吸引が実施できます．

対象となる医療行為は，喀痰の吸引（口腔内，鼻腔内，気管カニューレ内部）と記載されています（ほかに経管栄養についても記載があります）．

ただし実際に吸引を行う部位としては，口腔内，鼻腔内（いずれも咽頭の手前まで），もしくは気管カニューレ内と限定され，前述の通り医師や看護師などとの連携が前提となります．喀痰吸引は，吸引時の刺激により，粘膜の損傷や出血，低酸素血症や感染症を合併症として起こす可能性があり，上記の条件付きであっても，特に在宅で家族が同席している状況を考えると，ヘルパーが限られた時間のなかでできるかと言うと，まだ難しい点もあるかと思われます．

7 創の処置について

本稿の「3.訪問介護でできること」で示した「医師法第17条，歯科医師法第17条及び保健師助産師看護師法第31条の解釈について」で，「軽微な切り傷，擦り傷，やけど等について，専門的な判断や技術を必要としない処置をすること（汚物で汚れたガーゼの交換を含む）」は，医行為にあたらない（すなわちヘルパーでも可能）とされており，皮膚への軟膏の塗布は，条件により，ヘルパーでも可能な処置とされています．ただし，同法規では「皮膚への軟膏の塗布」には，「褥瘡の処置は除く」と記載されています．すなわち，褥瘡の処置は医行為に含まれ，発赤や表皮剥離の状態であれば，訪問看護師による軟膏塗布の処置は可能です．

実際には，自分では処置ができない独居の患者さんの場合，訪問看護が週1回しか入れないなどの状況では，その他の曜日では，「皮膚状態の観察」として，ヘルパーによる創の観察や洗浄，軟膏塗布などの処置が必要となることもあり得ます．例えば，創の状態が改善傾向で，軟膏塗布で経過観察可能な状態であれば，医行為にあたらずに，ヘルパーも処置が可能と考えられます．ただし，創の状態は，数日程度の比較的短期間で変化し，高齢でADLが低下している患者さんでは，短期間に悪化する可能性も少なくありません．

このような創の処置については，部位や状態，使用する外用薬の種類についてなど，**ヘルパーと医療機関のスタッフで，こまめに情報交換を行う**ことが必須と考えられます．

> **事例**
>
> 92歳男性　独居　アルツハイマー型認知症．
>
> 　認知症が進行しADLはベッド上（寝たきり）となり，訪問診療と訪問看護，訪問介護を継続していた．経過中に，仙骨部褥瘡が一時的に悪化したが，寝具（マットレス）の交換や在宅リハビリ導入，また創のこまめな観察，処置などで，創は発赤程度に改善を認めた．改善後，訪問診療，訪問看護に加えて，訪問介護でも創の観察や外用薬の塗布を継続していたが，ある日担当ヘルパーが確認したところ，1週間前までは改善傾向だった創に，一部表皮剥離と潰瘍化を認めた．ヘルパーがその場で創をカメラ撮影し（ご本人に目的等を説明），担当ケアマネジャーを通じて，訪問診療担当医に連絡した．同日に臨時往診を行い，栄養状態や，ADLの再評価を行い，褥瘡の治療方針に関して，在宅のスタッフで再確認を行った．

8 ヘルパーとの連絡について

「(訪問サービスの) 利用者は，同一時間帯には，1つの訪問サービスを利用することを原則としている」[5)]とされており，ヘルパーが訪問している時間帯の訪問診療は，原則的には認められていません．また，現在，ヘルパーと医師とが文書などで直接連絡を取ることはなく，連絡はケアマネジャーを通じてとなることの方が多いと考えられます．そこで，患者さんの家に多職種で記載できる「連絡帳（ノート）」（**図1**）を作っておき，連絡事項を書き込み，各職種で情報共有することも有効な手段です．筆者も，認知症が進行した患者さんなど，在宅で直接コミュニケーションをとるのが困難な場合に，当日内服をどの時間帯にすませたのか，食事はいつ頃どのくらいの量を食べられたのか，訪問診療の時間帯の前後の健康状態や，前回の訪問診療から何

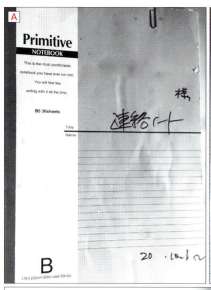

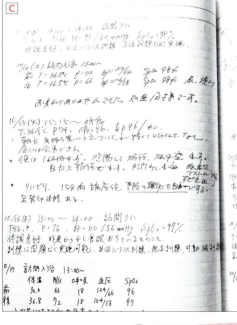

図1　多職種の連絡帳の例：表紙（A）と内容（B, C）
個人情報にかかわる部分は見えないように加工して掲載

か変化があるのかなど，連絡帳から得られる内容が訪問診療の貴重な情報となっていることも少なくありません．

9 おわりに

　本稿を執筆するにあたり，各地域の自治体が，介護を必要とする利用者のために，法律に抵触しない範囲でできるサービスを工夫して，それを文書やウェブサイトなどで示していることを改めて知りました．本稿には，その最大公約数の部分を記載しましたが，もし訪問介護の仕事の内容を知る必要があったり，関心がある場合は，地元の自治体に問い合わせてみてください．その支援が制度上可能かどうか白黒がつけられないこともまだまだ多いですが，より深い理解が得られるきっかけになるのではと考えます．

　また，在宅で患者さんの想いを受け止めたり，患者さん宅の環境の整備など，ヘルパーの方たちの日頃の患者さんの生活支援のおかげで，訪問診療を円滑に進めることが可能となっているのを日々実感しています．一方で，ヘルパーから医療機関のスタッフに相談したいことがあっても，その場ですぐには連絡できない状況もあるようです．われわれ医師も，**訪問介護のことをより一層知ろうとし，顔の見える関係を築く努力をしていく**ことが，よりよい連携をつくるために大切であると考えます．

　最後になりますが，今回の原稿執筆でご相談させていただいた，またいつもお世話になっています，東京西部保健生活協同組合・虹のヘルパーステーションの陶山麻実様，東京西部居宅支援事業所の石垣香織様に，大変感謝申し上げます．

文　献
1）厚生労働省ウェブサイト：介護保険に関する解説が載っている各種ページ
2）厚生労働省：医政発第0726005号（平成17年7月26日）
3）厚生労働省：老振発第0508001号，老老発0508001号（平成15年5月8日）
4）厚生労働省老健局振興課：事務連絡（平成22年4月28日）
5）厚生省老人保健福祉局企画課長：老企第36号（平成12年3月1日）
6）「訪問介護の報酬算定グレーゾーン解決法Q&A159－できる？できない？」（本間清文/著），日総研出版，2014

基礎編

9 在宅リハって何をしているの？

〜在宅でもリハはできる！ ゴール設定は？ 指示の出し方は？
リハスタッフと仲良くしよう！

佐藤健一

1 はじめに

　高齢者のケアにかかわっていると疾患（disease）への介入のみですむことは少なく，かかわりが長くなるにつれて加齢による身体能力の低下（**生理的老化**）に向き合うことも増えていきます．また，急性疾患などで入院した場合，短期間の安静臥床であっても，もともと身体予備力が少ないために容易に廃用症候群（**病的老化**）をきたし，日常生活で見守りや介助が必要になることも少なくありません．

　このような身体状況では，ただ自宅にいたとしても介護者の負担が増えるだけで在宅での生活を継続することができなくなります．事前に介護負担について介入ができるといいのですが，通常の外来診療のなかでは意図的に聞かないと引き出せないか，聞き出したくても時間の制約もあるため，十分な介入になりにくいというのが実情でしょう．

　しかし，在宅ではいくつかの手段を組み合わせることで，介護負担を減らすことが可能です．特に，**在宅リハビリテーション（在宅リハ）**を導入することで，身体能力を大幅に向上させることはできないものの，本人の身体能力が低下する時期を少しでも遅らせること，本人や家族の負担を減らす形での介助方法を指導すること，福祉用具の選定や住宅改修をすることは可能と

なるのです．本稿では在宅リハの視点からの介入について述べることとします．

2 病院や施設でのリハと在宅リハはどう違う？

　在宅リハと言ってもリハスタッフに同行するか訪問診療の前後のタイミングで訪問リハを実施していない限り，その実情に触れる機会はほとんどないでしょう．まず，リハを実施する環境そのものが大きく違います．病院では広いリハ室でリハ専用機器の揃った環境でセラピストが訓練を行っていきます．そしてその訓練はリハ室の中で本人の能力を最大限に伸ばすために使用できるさまざまな用具を使って集中的に実施します．治療上必要であれば1人あたり**1日6単位（＝120分）**までリハを行うことが可能で，疾患によっては**1日9単位（＝180分）**までリハを実施することができます[1]．実際には，急性期病院では1単位（＝20分）程度のことも多いですし，脳卒中や骨折後の方が入院する回復期リハ病棟では9単位まで実施可能であっても，人員の問題や本人の疲れ度合いによって理学療法，作業療法，言語聴覚療法を合わせて1日6.1単位（＝122分）程度にとどまっています[2]．

　老人保健施設などでは，設備や人員の配置によってリハに対する取り組みは大きく異なってきます．集団で体を動かす運動を行ったり，短時間ながらもセラピストによって介護保険によるリハを実施することもあります．

　では在宅におけるリハはどうでしょうか？　訪問してのリハは患者さんの自宅という限られた空間で，限られた用具を用いて行います．その実施についても月平均8.5回（週約2回）の訪問で1回あたり平均46.6分となっており，病院でのリハに比べると十分とは言えないことがわかるでしょう[3]．それ以外の時間は家族の指導のもとで行っているか，訓練を行わないで自宅で生活を送っているかのどちらかとなります．

　なぜこのように訓練時間が大きく異なるかというと，病院でのリハは主に「身体能力を短期間でできる限り向上させていく」こととそのための「基礎力向上」のために実施するのに対し，在宅でのリハは「生活能力を極力低下させず維持させていく」こと，そして「可能であれば少しでも長期的に向上さ

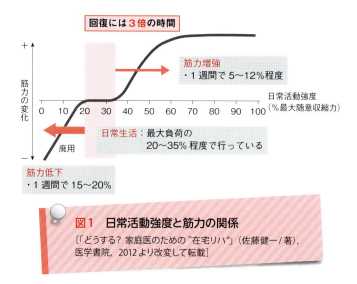

図1　日常活動強度と筋力の関係
[「どうする？ 家庭医のための"在宅リハ"」(佐藤健一/著),
医学書院, 2012より改変して転載]

せていく」ために実施するものだからです．

　病院でのリハが回数・時間ともに多いのには理由があります．まず，安静に臥床していることで**筋力は1週間で15〜20％も低下**すると言われている一方で，筋力増強は本人が日常で出せる最大の力の60〜65％の負荷をかけても**1週間で5〜12％程度しか向上しない**と言われています[4〜7]．これらを合わせると，一度低下した筋力がもとの状態にまで戻るには**約3倍の時間**を必要とするとされています[8]（図1）．まして，身体予備力の低下した高齢者であれば3倍以上の期間を要したり，もとの身体能力まで回復させることができないこともよくあります．ですから，急性疾患の治療で安静になることの多い急性期病院やその後にかかわることの多い回復期リハ病棟では早期から集中的にリハを実施して筋力低下を防ぎつつ，もとの筋力に戻るように取り組むことになります．

▶**これだけは押さえておきたいポイント**
　病院でリハを集中的に行うのには理由がある．

3 在宅リハでできること，在宅リハでしかできないこと

基礎編

　病院でのリハの特徴を見ていくと，回数の少なくなる在宅で「リハをやることにメリットがあるのか？」と思うかもしれません．しかし，実際にはすべてにおいて在宅リハが劣っているというわけではなく，むしろ在宅リハの方が有用である場合も存在します．

　何よりも重要なのは「生活している空間でリハを受けることができる」ということでしょう．

　確かに病院では整った環境でリハを受けることができます．しかし，その環境は決して本人が生活している環境ではありませんし，効率的かつ集中的にリハを行うための環境でしかありません．ですからリハ室の環境で長期間リハを行っていたとしても必ずしも生活空間で生活するだけの能力が身につくわけではありません．若者の場合，学んだことをもとに応用することでその能力の幅を拡大することは可能です．しかし，高齢者は学習能力や応用力が高いとも限らず，さらに認知機能の問題も加わり，リハ室で行った訓練内容を異なる環境で自分なりに応用させて実践できるかは全くわからず，環境が変わったり指示方法が変わるだけで実践できなくなることもよくあります．

　自宅でリハを行う場合，最新の設備はなく，持参しない限り家の中にあるものを用いたリハしか行うことはできません．しかし逆に言うと，生活環境そのものが訓練の場でもあります．つまり，自宅で生活していること自体が自主訓練と言えるのです．この場合，訪問リハスタッフは筋力強化訓練や可動域訓練を主体的に実施する役割のみならず，生活という自主訓練が正しく行われているかを確認する役割も果たすこととなります．さらに生活環境に支障が生じていないかを評価していく役割も果たします．

　本来は医師がこのような評価を行い，リハの必要性を判断する役割を担うべきと思われますが，時として自力で移動できる方でも医師の訪問をベッドサイドやベッド上に寝た状態で待っていることも多く，医師の見ている姿が本来の姿ではないことも多いので注意が必要です．

▶ **これだけは押さえておきたいポイント**

在宅リハにも十分にメリットがある．

4 患者さんが訪問リハを受けるまでとその後の流れ

　現在，訪問リハは医療保険の場合と介護保険の場合があり，その流れは**図2**のようになります．医師の訪問はすべて医療保険となりますが，リハスタッフ・看護スタッフの訪問リハについては基本的に介護保険で訪問リハを利用することになり，症状の急性増悪時のみ医療保険を利用することができます．

　まず，普段診察している医師（主治医）がリハの必要性を判断します．訪問リハを依頼する場合，①その依頼先が訪問看護ステーションであれば「**訪**

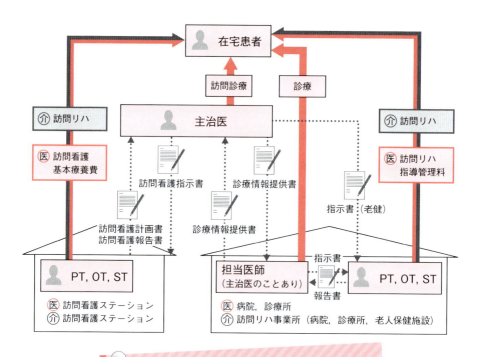

図2　訪問リハのフローチャート
［佐藤健一：介護にかかわる問題．「今日の治療指針」（山口徹，他／編），p.1368，医学書院，2013より改変して転載］

問看護指示書」を作成し提供することで，②病院や診療所内の訪問リハ（医療保険）もしくは訪問リハ事業所（介護保険）であれば担当医師に対して「**診療情報提供書**」を作成し，担当医師がセラピストに指示書を書くことで，訪問リハが開始されます．訪問リハの回数や頻度，時間はその方の状態を評価したうえで決定されるため，一律には決まっていませんが，前述のように週平均2回で1回あたり46分程度のことが多いようです[3]．

5 理学療法，作業療法，言語聴覚療法の違い

　リハを行う職種には理学療法士（PT：physiothrepist），作業療法士（OT：occupational therapist），言語聴覚士（ST：speech therapist）がいます．有資格者は2013年時点でPT 11万人，OT 6.5万人に比べ[9]，STは2.1万人程度です[10]．STは2015年現在でも2.5万人程度[11]と絶対数が少ないため，訪問リハにおいて中心的にかかわるというより，病院で勤務しながら必要時に短期間のみかかわる，といった感じにならざるを得ません．このSTは特別な存在で，発語の訓練に限らず，失語症への取り組み，そして在宅でも重要となる摂食・嚥下にも取り組むことになります．人間誰しも最後まで口から食事を摂りたいものですが，嚥下能力の低下とともに誤嚥性肺炎のリスクが高くなります．そのリスクを減らすために経鼻栄養を行ったり，胃瘻を増設したりされますが，それでも唾液を誤嚥して肺炎を起こす可能性は低くありません．本来であれば口腔ケアや摂食嚥下訓練を多くの在宅療養者に行ってもらい，少しでも口から食事を摂れるようにしていきたいところなのですが，STの人数面での制限もあり，なかなか成果に結びつかないのが現状です．

　PTとOTの違いですが，よく下肢（歩行）はPT，上肢はOTと言われています．現に病院のリハでは，PTは床上動作，立ち上がり動作，歩行動作などに取り組み，OTは食事動作，入浴動作，排泄動作，更衣動作など日常生活動作（**ADL**）に取り組むことを目にするでしょう．しかし，実際にはPTが上肢にアプローチすることもOTが下肢にアプローチすることもあります．

　では，どのように違うのでしょうか．PTとOTのリハのアプローチの違い

理学療法	機能的作業療法
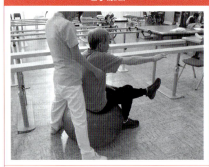	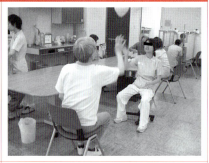
身体の機能障害 →部分的・断片的に訓練	身体の別々の機能障害 →一連の動作で同時に訓練
運動の過程に注目 →注意を集中する意図運動	動作の結果に注目 →注意を分散した随意運動

図3　理学療法と機能的作業療法の違い
別々のアプローチ方法だが，同一の筋肉に働きかける．
[「どうする？ 家庭医のための"在宅リハ"」（佐藤健一/著），医学書院，2012 より転載]

は図3のようになります．PTでは筋力を向上したい筋肉に意識を集中することで部分的・断片的に訓練を行います．ですから運動時の姿勢や筋肉の活動性を評価しながら狙った筋肉を動かしていきます（図3左）．一方，OTでは一連の動作のなかで能力を向上させていきます．そのため，作業療法ではある動作を行いながら別な動作を促すことで必要となる筋肉を全体的に訓練していくようになります（図3右）．また，人数的な面で訪問リハは大部分がPTによって行われます．そのため，PTであってもADL動作へのリハに取り組むことが求められるようになります．

6 どのようにリハが必要かを評価する？

　以前から知っている患者さんの場合はともかく，新規に訪問診療を開始する患者さんの場合はその方がリハが必要な状態かを判断するのは医師にとって難しいかもしれません．実際，訪問リハ導入のきっかけとして医師が提案

した割合は19.3％と，家族からの要望の53.2％に比べるとかなり低い割合となっています[3]．つまり，一番接している時間の長い家族だからこそリハの必要性を感じたり，少しでも本人や周囲の介護負担を軽減する方法がないかを探していると言えるでしょう．その声を拾い上げて訪問リハの導入に結びつけるのが医師の役目でもあります．

　訪問リハが一度でも入ることで本人の身体能力や自宅環境での動作の確認を行うことができ，介入の必要性の有無，リハ以外に必要なものがないか，福祉用具の提供が必要かどうかなど，より多くの視点でアドバイスを得ることができるようになります．リハのことがわからないからと言って医師が患者さんの身体能力が伸びる可能性を潰してしまうことだけは避けなければなりません．わからないときこそ周りの声を聞いて，そのアドバイスをもとに患者さんの新たな未来への扉を開ける手伝いをしていくようにしましょう．

7 リハを依頼するときのコツは？

　医師がリハの必要性があると考えた時，リハスタッフが訪問リハを開始できるように調整していきます．図2の流れを考慮すると，外来では医師がリハビリテーション処方箋を記載することは少ないですが，勤務状況によっては記載する可能性もありますので以下に解説します．まず，訪問看護指示書におけるリハの項目は単に「リハビリテーション」としか記載されていません．記載内容への自由度が大きすぎるため，逆に何を書いていいかわからない方にとってハードルが高くなってしまいます．逆に病棟などで記載するリハビリテーション処方箋はその病院ごとに記載形式が異なり，その記載内容も細かくなり，各項目をどのように記載していくと良いか迷うことになりかねません．

　ではPT,OT,STに指示をだす場合，どのような点に配慮するといいでしょうか？

a. 必ず記載すべきポイント

　まず第一に重要なのは「禁忌事項」となります[15]．リハを行うための指示

書ですが安全に行うことが最重要ポイントとなります．そのため，高血圧の方であれば血圧が上がらないようにする配慮や途中で血圧が上がった時の中止基準が必要ですし，末梢神経障害がある方であればホットパックなどの温度にも注意が必要となります．整形の手術を行っていれば禁忌肢位の有無，関節痛や筋肉痛の有無などもあります．これら禁忌事項は医療面からの評価が中心となり医師の判断が重要となりますので，記載を忘れないようにします．

　次に一般的に簡単に計測できるMMT（徒手筋力）やDTR（深部腱反射）などを記載します．麻痺があれば関節可動域制限なども追加することになるでしょう．ADL，IADLについても評価ができる範囲で評価を行っていきます．これらの項目をまとめたうえで，本人や家族の求めている到達レベル，それが本当に到達できそうか，到達可能であればどの程度で到達可能と考えられるかを記載していきます．

b.セラピストによる評価を活かす

　次のポイントは「セラピストもリハ開始時に自ら評価している」ということです．つまり，医師が各種計測を行っていたとしてもセラピストが訓練を開始する際にはその時点での状態を評価するために一般的な医師が行うよりも詳しくその方の全身状態を評価しています．だからといって医師の評価が不要というわけではありません．同じであれば問題ないですし，評価結果が異なる場合はその違いがどこから出てきたかを検討することで本人の能力を向上させるヒントが見つかることもあります．ともするとリハのことはわからないから「リハをして欲しい．内容は任せる」と書いたリハの指示書を出し，実際にリハの場面を見ない医師もいるかもしれません．また，セラピストからのリハの進捗状況もケースカンファレンスなどでのみ聞く医師もいるかもしれません．実際問題として医師が訓練をすることはほとんどありませんが，評価する場面に極力同席すること，日々の訓練のなかでの変化を本人の動作を一緒に確認しながらリハスタッフとこまめに意見交換をして自分の知識や経験にかえていくことが，リハについての医師としての能力が向上していくことにつながります．

c.「自分で動かす」リハへの転換

　そして「リハは本人がやらないと変わらない」ということもあげられます．患者さんのなかにはリハ＝マッサージと勘違いしている方も少なくありません．そのような場合，リハの時間はただ横になって物理療法である電気刺激やホットパックだけを受けていればよい，セラピストが動かすことで自分の筋力が回復すると思われていることもあります．しかし，実際のリハはセラピストの指導のもと患者さん自身が筋力の落ちた体を動かして失われていた動作能力を再び獲得していかなければなりません．前述のように落ちた筋力を取り戻すのには普段使用している以上の力を使っても3倍以上の時間を要します．そして身体能力の回復は時間に比例して向上するのではなく，指数関数的に向上していくことを忘れてはいけません．さらにリハを始めた当初は自分自身の体力のなさ，体の動きの悪さを嫌でも実感することにより気分的にも落ち込みがみられることが多くなります．

　そのような状態の患者さんに対して家族は「頑張りが足りない」「本人が怠けているせいだ」などと本人の努力を無にするような発言をすることが残念ながらあります．そのような時こそ本人に，慌てたり焦る必要はなく毎日少しずつ続けていくことが重要であることを伝え，家族には本人はできる範囲で努力してること，決して怠けているわけではないこと，大部分の方は最初は十分な効果が得られにくいことなどを伝え，本人の気持ちに配慮していくことが大切となります．

d. 患者さんの変化にあわせて目標・方針を検討する

　最後に「目標は常に変わり得る」ことを忘れないようにします．前述のように「本人がやらないと変わらない」のですが，「本人がやることによってどれくらい変わるか？」は実際にやってみないとわからないというのが本音です．いくら本人が努力したとしても不可逆的な変化に対してはリハの力をもってしても元のレベルにまで回復させることができないこともあります．その原因が本人の能力としての限界なのか，リハの訓練方法なのかを見極め，もし訓練方法が原因と考えられるときはどのような訓練が適切か再検討することから始めます．

本人が積極的にやることによって医師やリハスタッフが想定していた以上の能力にまで回復することも実際に経験します．このような変化が起きた時，「初めの目標はここまでだったから」とか，「カンファレンスではこの方針で行くと決まったから」といって本人の能力を伸ばす機会を逃すことのないよう，随時チーム内で情報を交換する体制を常に整えておき，変化がみられた時にはすぐに方針を検討してさらに上の目標を設定してリハを進めていくようにします．

　そのように常に上を目指していてもうまくいかないことも残念ながらあります．例えば認知症の方であれば指示が入らなくて訓練が進まない場合もあります．リハではセラピストの言う動作を自分で行って筋肉を動かすことで機能が向上していきます．指示が入らないと適切な筋肉を動かせないために効果を得ることができません．

　逆に勝手に動き回ることが「自主訓練」になって身体能力が向上する場合もあります．この中途半端に動ける状態になった時に安全への配慮ができないことで転倒のリスクが高くなります．これが自宅で発生した場合は自宅での療養継続に対して家族が否定的になり，施設の入所を希望されることもよくあります．

8 訪問リハ導入後の様子

　訪問リハスタッフは，本人や家族のこの先の希望を聞くと同時にその方の能力を評価し，その希望が実現可能か，可能であればどのようなリハをどの程度行い，どれくらいの期間で達成させるかの目標を立てていきます．あまりに希望が高い場合，どの程度までの回復が見込めるかを判断し，主治医とともに本人や家族を含めて話し合いをしていくことになります．

　リハスタッフは基本的に医師とは別の時間に行くこととなるため，医師が直接リハを行っている機会を目にすることは少ないかもしれません．ですが，リハで行った内容は定期的に訪問看護報告書や診療情報提供書に書かれて主治医のもとに届くようになります．医療保険で行うリハと介護保険で行うリハにおいてその内容はほとんど変わりませんが，前述のように在宅では使用

できる器具には制限がありますので，その方の家庭内環境を身体能力に合わせた形で工夫して実施しています．ただし訪問リハスタッフのかかわれる時間は無限ではありません．その分を穴埋めするのは家族によるリハや自分自身で行う自主訓練です．また，自宅内や自宅周辺などで生活をしながら体を動かすことも重要なリハとなります．そして，これらの指導を行うことも訪問リハスタッフの重要な役割の一つとなります．

9 訪問リハ導入後の注意点

　ここで気をつけることがあります．患者さんや家族のなかにはひたすら「リハを行うこと」を目標とされてしまう方がいます．あくまでもリハは「何らかの目標を実現するための手段」でしかありません．その違いを理解しないと，リハを行うだけが目標の毎日となってしまい，本来の目標を見失うことも実際に生じます．身体能力の変化に応じて外に出ることや新たな目標を設定していくように促すことは医師がもつべき視点の1つとなります．

> ▶ **これだけは押さえておきたいポイント**
> 　訓練をするだけの人生にしない．

10 おわりに：訪問リハを取り巻く問題と現状，そしてこの先

　訪問型サービスのなかで訪問リハの年間実受給者数は平成26（2014）年度で約12.1万人と，訪問看護の52.7万人，訪問介護の142万人に比べて利用率が低いのが現状です[12]．その一方でサービス事業者側の「マンパワー不足」「遠方による受け入れ困難」などの理由により，事業者1件あたり半年で平均14.1件ほど新規の依頼を断っているとの報告もあります[3]．そのため，体力が低下した状態で自宅で生活をしている方に十分なリハを受ける機会が提供されているとは言いがたいのが現状でしょう．

　これからさらに進む高齢化に対し，地域包括ケアのコンセプトをもとに地域で生活していくことが重視されています．自宅内でもリハを受け，自宅近

辺も利用してリハを行うことが，個人の活動の範囲を維持し地域との繋がりを継続させていく可能性を高めてくれることに繋がるでしょう．

文献

1) 診療報酬点数表 Web 2014：http://2014.mfeesw.net/t/ika/11-2/48-2/614-2
2) 医療法人社団 順心会ホームページ：http://www.junshin.or.jp/pdf/service_2015.pdf
3) 公益社団法人日本理学療法士協会：訪問リハビリテーションと，訪問看護ステーションからの理学療法士等による訪問の提供実態に関する調査研究事業調査報告書，2014
4) 岡崎哲也 ほか：廃用性筋萎縮の病態と臨床．「特集 廃用性筋萎縮を解明する」，総合リハビリテーション，30：107-112，2002
5) 青田安史：生活不活発病の正しい理解と予防・改善 生活不活発病による運動器障害の予防ケアのポイント．臨床老年看護，13（5）：4-11，2006
6) 「現代リハビリテーション医学 改訂第2版」（千野直一/編），金原出版，2004
7) Mülleb EA：Training Muscle strength. Ergonomics, 2：216-222, 1959
8) 「看護のための最新医学講座 第27巻 リハビリテーション・運動療法」（岡島康友/編），中山書店，2002
9) 国立社会保障・人口問題研究所ホームページ：http://www.ipss.go.jp/ssj-db/327.xls
10) 内閣府ホームページ：http://www8.cao.go.jp/shougai/whitepaper/h26hakusho/zenbun/h1_06_01_08.html
11) 日本言語聴覚士協会ホームページ：https://www.jaslht.or.jp/whatst_n.html
12) 厚生労働省ホームページ：http://www.mhlw.go.jp/toukei/saikin/hw/kaigo/kyufu/14/dl/02.pdf
13) 「どうする？ 家庭医のための"在宅リハ"」（佐藤健一/著），医学書院，2012
14) 佐藤健一：介護にかかわる問題．「今日の治療指針」（山口徹，他/編），p.1368，医学書院，2013
15) 「リハビリテーション医療における安全管理・推進のためのガイドライン」（日本リハビリテーション医学会/編），医歯薬出版，2006

基礎編

10 福祉用具＆住宅改修のあれこれ
～「ベッドを借りたい」「手すりをつけたい」
　そんな思いに応えます

増山由紀子

1 はじめに

　「福祉用具，住宅改修という言葉を聞いたことはある．退院調整をする際のカンファレンスに福祉用具担当の方が参加している．挨拶をしたりはするけれど，あまりじっくり話したことはない．何をする人なのか，どんなことを話すと役に立つのかはよくわからない」本稿ではそんな医師を想定して，福祉用具や自宅改修のことを紹介してみます．かくいう私もはじめから詳しかったわけではなく，本稿執筆にあたり信頼のおけるケアマネジャーさん一押しの福祉用具専門相談員Kさんを紹介してもらい話を聞きました．対話のなかで改めて，福祉用具に関して医師としてどのようにかかわると患者さんの役に立つかということも考えることができました．私のこれまでの経験やKさんのインタビューからの情報も一例として参考にしていただければ幸いです．

2 福祉用具・住宅改修の基礎知識

a. 福祉用具専門相談員

1) 福祉用具専門相談員とは？

　福祉用具のレンタルや販売を行う際に専門的な助言をします．各都道府県

で行われる「福祉用具専門相談員指定講習」を受講し50時間のカリキュラムを修了する必要があります．または修了していなくても保健師，看護師，准看護師，理学療法士，作業療法士，社会福祉士，介護福祉士，義肢装具士の資格をもっている方は業務にあたることができます．介護保険の指定を受けた福祉用具の貸与・販売事業所には2名以上の配置が義務付けられています．

2）福祉用具専門相談員指定講習ではどのようなことを学ぶの？

　福祉用具と福祉用具専門相談員の役割，介護保険制度等に関する知識，高齢者と介護・医療に関する知識，個別の福祉用具についての知識・技術，福祉用具にかかわるサービスの仕組みと利用の支援に関する知識などについて学びます．また知識を基にして実例を通じて福祉用具貸与計画を作成する演習なども行います．介護・医療の知識としては高齢者の身体とこころのことや日常生活動作の評価や考え方，リハビリテーション，介護技術，住環境と住宅改修についても学んでいます．

b. 福祉用具

1）福祉用具にはどのようなものがあるの？

　図1のようにレンタルできるものと購入するものが決められています．購入するもの（特定福祉用具）にはポータブルトイレなどの腰掛便座や入浴補助用具などの入浴や排泄に用いるものが含まれます．

〔レンタルできる福祉用具〕

　ほかの利用サービスと併せて，利用限度額の範囲であれば月々1割（収入によって2割）の負担でレンタルできます．原則的に自動排泄処理装置の利用は要介護4以上の方が対象になります．図1の「レンタルできるもの」の①〜⑥までは介護保険で要介護2以上の判定があることが必要とされています．対象にならない要支援1，2や要介護1でも医師が必要と判断した場合には利用することができます．

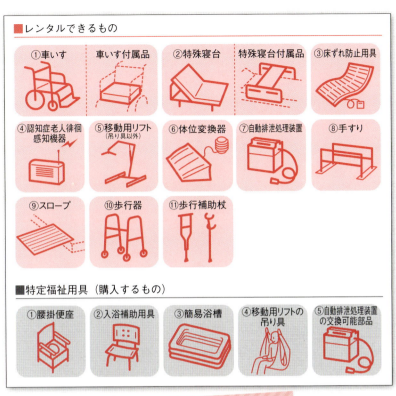

図1　福祉用具
文献2を参考に作成

▶これだけは押さえておきたいポイント

　要支援1・2，要介護1のときは主治医が診断，状態の評価を行うことで利用できる福祉用具の選択肢が増えます．

　例えば特殊寝台，ベッドの場合は「日常的に起き上がりが困難」または「日常的に寝返りが困難」であることがわかる場合はレンタルすることができます．福祉用具ごとに基本調査の結果などから判断する基準が定められています．基本調査の結果が該当しなくても医師の意見に基づいて，さらにサービス担当者会議などを経て必要と判断されると利用できます（**表1**）．**要介護1**

表1　福祉用具が例外的に介護保険給付の対象になる状態

① 疾病などによって，状態が変動しやすく，日によってまたは時間によって頻繁に福祉用具が必要な状態になる
　　例：パーキンソン病の治療薬によるON・OFF現象

② 疾病などによって，状態が急速に悪化し，短期間のうちに福祉用具が必要な状態になることが完全に見込まれる
　　例：がん末期の急速な状態悪化

③ 疾病などによる重大な危険性または症状の重篤化の回避など医学的判断から福祉用具が必要な状態に該当すると判断できる者
　　例：喘息発作による呼吸不全，心疾患による心不全など

以下の判定になりそうな場合にはあらかじめ主治医意見書に福祉用具が必要な旨を記載しておくのも医師の意見を示す方法のひとつです．

〔購入する特定福祉用具〕

　特定福祉用具は排泄，入浴に関するもので，個人購入することとなっています．よく利用されるものにポータブルトイレや入浴の際に使う椅子や手すりなどがあります（図1）．この福祉用具の購入費用は月々の介護度に応じたサービス利用の限度額とは関係なく，**毎年4月からの1年間で10万円という年間限度額の分は介護保険が利用できます**．要支援，要介護の介護度に関係なく，介護認定を受けていれば10万円まで自己負担1割となります．10万円を超える分については全額自己負担となります．

> ▶これだけは押さえておきたいポイント
> 　排泄，入浴に関するものはレンタルではなく購入が必要．1年間あたり10万円までは介護保険を利用できます．

c. 住宅改修

　福祉用具専門相談員は住宅改修についても相談を受け計画を立て手配を行います．住宅改修については工事を行う工務店などの事業所は特に何かの指定を受けている必要はありません．介護保険を利用する場合は**1人あたり1**

回20万円を上限として自己負担1割で利用可能になっています．**基本的には一度全額を支払ってから，9割が支給される償還払い方式**になっています．市町村によっては利用者が一度全額支払うのではなく，はじめから1割分を支払う受領委任払い制度で支給していることもありますので，皆さんの地域ではどうなっているか確認してみてください．

> ▶ これだけは押さえておきたいポイント
>
> 　　住宅改修は基本的に1回20万円が限度額になっています．

　住宅改修の例を表2に示しています．考えておきたいこととして**住宅改修は基本的に1人1回**であるということです．何度も利用するものではないので，改修後の状態で今後ほかの家族の邪魔にならないかということも考えておく必要があります．手すりが必要と考えて廊下に手すりをつけたら，廊下が狭くなってしまい，車いすが通れなくなるというようなことがないようによく計画することが大事です．

　福祉用具に手すりやスロープなどもありますので，身体の状態が変わることが考えられるようであれば住宅改修ではなく，福祉用具をうまく使う方が取り外すこともできるなど違う利点もあります．

> ▶ これだけは押さえておきたいポイント
>
> 　　住宅改修がもう一度利用できる場合があります．**介護の必要の程度が3段階進んだとき**にもう1回だけ，**転居した場合**にはその都度，改めて改修に20万円まで利用できます．3段階とは介護度が3段階上がることで，この3段階を考えるときには要支援2と要介護1は同じ段階と考えて数えます．

表2 住宅改修の例

● 手すりの取り付け	➡ 廊下やお風呂，トイレなどに手すりを取り付け，立ち上がり，歩行を助ける
● 段差の解消	➡ 玄関，階段の段差を解消し，車いすが通りやすくする
● 床材の変更	➡ 床材を滑りにくい素材にしたり，車いすが通りやすいように畳から板材に変更する
● 扉の取り替え・新設	➡ ドアを引き戸やアコーディオンカーテンに変更する
● 便器の取り替え	➡ 和式から洋式に変更する

3 福祉用具をレンタルする手順

❶福祉用具を選定します

　訪問して状況の確認，本人のアセスメントを行い相談します．入院中の方では病院のリハビリテーションのスタッフの家屋調査に同行して自宅へ訪問することもあります．

❷福祉用具の利用計画を立てます

　福祉用具サービス計画書を作成します．本人または家族に作成した計画への同意を得る必要があります．

❸福祉用具を自宅に届けて，設置します

　身体に合わせて福祉用具を調整します．使用方法についても説明します．そして実際の生活や状況に合わせて設置をします．例えばベッドであれば，壁につけた方がいいか，訪問看護による処置などが行われるようであれば周囲を人が通れるようにしておくかどうかを検討することで使いやすさが変わってくることがあります．

❹**福祉用具の点検や使用状況の確認をします**

　話を聞いたKさんのところでは，定期的な点検は半年に1回行っています．そのほかに介護認定期間の終了前にも点検をするようにしているということでした．福祉用具が壊れていないか，定期検査や状況確認で再アセスメントをすることで，調整や変更が必要かどうかについて検討することができます．介護認定期間終了前には更新の手続きのために必要な支援をしています．

❺**不要となった福祉用具を引き上げます**

　福祉用具によっては分解できるようになっており，ベッドでも1人で引き上げることができるものがあります．なかには分解できないものもあり，設置や引き上げが大変になることがあります．

❻**引き上げた福祉用具を消毒・洗浄します**

4 福祉用具専門相談員のお仕事

　Kさんが大事にしている点について話を聞きました．「福祉用具専門相談員として重要と考えているのはアセスメントです．アセスメントができない相談員はいらないと教えられ仕事をしています．ものと人を結ぶ仕事，いかに利用される方に最適な福祉用具を提案できるかという点は腕の見せ所です．ときどき，『何でもいいから安いものを持ってきて』とケアマネジャーから言われたりすることもありますが，見に行かせてもらえるといくつか持参して選択することができるので福祉用具専門相談員としては残念な気持ちになる」と話していました．お試しでも使用したものは消毒，洗浄を行う必要があり費用がかかりますがプロとしてアセスメントをしっかりして，できるだけ合うものを選んで提案しているそうです．

　選定と同じように重要なのが，設置だそうです．できるだけこれまでの生活習慣を変えないように，また実際に福祉用具が役に立つようにどこにどのように設置するかがとても重要な点とのことです．

　Kさんは現在およそ300〜400人を担当していて，多い人では800人ほど

を担当していることもあるそうです．現在の人数を担当していくためにも分担が必要で，サポートしてくれるスタッフと協力して仕事をしているとおっしゃっていました．

5 医師が知っておくといいこと

　ぜひ一度，福祉用具のパンフレットを見てみてください．どんな福祉用具があるのか，どれくらいの値段で使用できるのか大体の目安をつかむことができます．はじめてみるような福祉用具もあり私はとても面白かったです．大まかな金額は福祉用具の事業所によってそれほど変わりがないようです．価格が変わってくる要因としては，その事業所で持っている物品なのかという点があげられます．あまり利用回数の多くないものは他社からレンタルしてそれを貸し出すという方法をとるために，レンタル費用が高くなることがあります．ケアマネジャーはいろいろな情報をもっていますので，値段が気になって必要な福祉用具を使うことに二の足を踏んでしまうような方がいるときには，福祉用具専門相談員やケアマネジャーと相談してみてください．

　先日経験したのは40歳以下でベッドが必要になった方で介護保険にあてはまらない福祉用具の利用でした．入院していた病院のソーシャルワーカーさんに福祉用具の業者さんを教えてもらい奥さんが連絡して自費ベッドをレンタルしていました．自費でどのような機能のベッドがいくらで借りられるのか，普段から一緒に仕事をしているケアマネジャーさんに相談したところ，別の業者さんの自費ベッドへの交換を提案されました．褥瘡もできかけていたので機能が高く自己負担が安くなる提案で大変助かりました．

　福祉用具のレンタルの費用は月単位での価格になります．月の途中で別の福祉用具に変更になった場合は半月の利用だと半額の価格になることもありますので，確認してみるといいでしょう．

6 医師として患者さんのためにできること

　その患者さんの病気のこと，今後の経過についての知識が一番あるのが医

師です．予測不能な事態が起こることもありますが，今の状況で今後どのような経過が予測されるのかをケアマネジャー，福祉用具専門相談員に伝えておくことがとても重要です．訪問診療などで自宅を見ることができる機会があれば，今の身体状況で安全に動くためには何が必要か，今後のリハビリテーション，機能維持のためにはどのようなものがあるといいかを基準に福祉用具や住宅改修について考えてみるといいと思います．

訪問できなくとも**自宅ではどこでどのように過ごすのがお好きなのか，食事・トイレ・入浴はできるのか，転倒の危険はどこにあるのか**を確認しておくと，ケアマネジャー，福祉用具専門相談員と話をするときに患者さんに役立つ話ができます．間取りによる限界が確かにありますが，ほかの家族が見える位置にベッドを配置するのか，ご本人のお気に入りのお庭が見える位置にベッドがある方がいいのか等も考慮して，その方が自宅で心地よく過ごせるように福祉用具や住宅改修を利用してもらえたらと思います．

7 おわりに

　福祉用具，住宅改修について紹介しました．Kさんの話のなかで，ケアプランを立てるときに他のもろもろのサービスを入れた後に余ったところで福祉用具を入れると考えられてしまう傾向があると聞きました．この機会に日々の生活を支える福祉用具について知っていただければ嬉しく思います．私が話を聞いたKさんのようにプロ意識をもって仕事をしている方が先生方の近くにもきっといると思います．ぜひ声をかけてみてください．本稿が患者さんの生活をよりよくする提案がさらに多く創出されるきっかけになれば幸いです．

文　献

1) 厚生労働省ホームページ　介護事業所・生活関連情報検索　介護サービス公表システム　公表されている介護サービスについて「福祉用具を使う」：http://www.kaigokensaku.jp/publish/
2) 厚生労働省パンフレット「介護保険と福祉用具」：http://www.mhlw.go.jp/topics/kaigo/osirase/dl/yougu.pdf
3) 一般社団法人全国福祉用具専門相談員協会ホームページ：http://www.zfssk.com

基礎編

11 在宅診療にかかわる保険点数の超基本
～在宅診療は高点数，患者さんの自己負担は？
これだけは押さえておきましょう

大橋博樹

1 はじめに

　診療報酬についてはなんとなく苦手意識のある読者は多いと思います．しかし，在宅医療にかかわる医療負担は外来に比べると相当大きいです．それを知らずして，患者さんに医療サービスを提供するのは，患者背景を大切にする総合診療医の心意気とは異なるのではないでしょうか？　本稿では，保険点数の仕組みをわかりやすく説明し，患者負担の概要を想像できるレベルの基本的な知識の習得をめざします．限られた誌面ですので網羅はできませんが，まずは本稿を読んだうえで，さらなる学習をしてもらうのが理想です．

　注：本稿では基本的な制度を解説するのを目的にしているため，患者さんの対象を自宅の方に限定しています．施設入居の患者さんに関する制度については，他書でさらに理解を深めてください．

2 そもそも在宅医療の対象となる患者さんとは？

　在宅医療の対象となる患者さんとは保険診療上の決まりとしては「在宅で療養を行っている患者であって，疾病，傷病のために通院が困難な者」となっており，具体的な重症度や介護度の基準はありません．主治医の判断で決め

ることができます．ただし，独歩で家族やヘルパーなどの介助なく通院できる人が在宅医療を受けるのは，モラルのうえでも問題ですし，施設入所されている方で施設が送迎を行えるのであれば，本来は外来通院が適当でしょう．外来に通院できる患者さんは，そもそも外来で診療するのが，医療経済上も患者さん本人の行動への意欲のためにもよいと思います．後述のように，在宅医療は外来に比べ高点数であるため，医療者側の都合で在宅医療への誘導があってはいけません．また，訪問できる範囲は**医療機関の所在地から16km以内**と定められています．

3 「訪問診療」と「往診」は違います！

訪問診療とは「計画的な医学管理のもと，定期的に患家に出向く」ことで，つまり事前に「第1・3水曜日」などと約束して訪問することを言います．それに対して，往診とは「急な発熱など，不定期に患家からの求めに応じて患家に出向く」ことで，計画的に訪問することではありません．訪問診療を往診と言っていることがありますが，これは厳密には間違いです．また，「臨時往診」という言葉は「頭痛が痛い」と同じ誤りということになります．

4 診療所の機能によって報酬も違います

表1に，在宅医療に関する主要点数を示します．この表には在宅療養支援診療所以外・在宅療養支援診療所・機能強化型在宅療養支援診療所という言葉が出てきます．**在宅療養支援診療所**とは，24時間連絡を受ける医師または看護師を配置している診療所で，24時間往診や訪問看護可能な体制（ほかの医療機関や訪問看護ステーションとの連携も可）を整えているなどの要件を満たしている診療所のことです．そのなかでも，機能強化型は3名以上の常勤医師が在籍（一部連携などの例外もあります）し，一定の緊急の往診実績や看取り実績がある診療所が認定されます．**表1**を見てもわかるように，3つのタイプの診療所では報酬に大きな差があり，それだけ夜間や休日を含めた，責任のある対応ができる診療所が増えるのを期待した設定になってい

表1 医療機関別の在宅時医学総合管理料の比較（平成28年度改正案より）

			単一建物診療患者の人数		
			1人	2〜9人	10人以上
A) 機能強化型在支診・在支病（病床あり）の場合					
訪問回数	月2回以上	重症度の高い患者	5,400点	4,500点	2,880点
		上記以外	4,600点	2,500点	1,300点
	月1回		2,760点	1,500点	780点
B) 機能強化型在支診・在支病（病床なし）の場合					
訪問回数	月2回以上	重症度の高い患者	5,000点	4,140点	2,640点
		上記以外	4,200点	2,300点	1,200点
	月1回		2,520点	1,380点	720点
C) 在支診・在支病（上記A，B以外）の場合					
訪問回数	月2回以上	重症度の高い患者	4,600点	3,780点	2,400点
		上記以外	3,800点	2,100点	1,100点
	月1回		2,280点	1,260点	660点
D) 在支診・在支病以外の場合					
訪問回数	月2回以上	重症度の高い患者	3,450点	2,835点	1,800点
		上記以外	2,850点	1,575点	850点
	月1回		1,710点	945点	510点

文献3を参考に作成．
在支診：在宅療養支援診療所
在支病：在宅療養支援病院
重症度の高い患者：厚生労働大臣が別に定める状態の患者のこと．表4参照

ます．しかし，現実には常勤医師3名を有する診療所は多くないため，ほかの診療所や病院とどのようにして連携をして，24時間体制を維持していくかが，それぞれの地域の課題になっています．2016年4月の診療報酬改定では，在宅専門の診療所が認められました．開設には**表2**のような基準を満たす必要があり，そして在宅療養支援診療所として認められるためにはさらに**表3**の基準も満たす必要があるため，ハードルは高くなっています．在宅専門であっても，地域包括ケアのなかで，多職種で連携しさまざまな患者さんへの対応が求められます．

表2　在宅医療を専門に実施する診療所の開設要件

(1) 無床診療所であること．
(2) 在宅医療を提供する地域をあらかじめ規定していること．
(3) 外来診療が必要な患者が訪れた場合に対応できるよう，地域医師会（歯科医療機関にあっては地域歯科医師会）から協力の同意を得ている又は（2）の地域内に協力医療機関を2か所以上確保していること．
(4) 規定した地域内において在宅医療を提供していること，在宅医療導入に係る相談に随時応じていること，及び医療機関の連絡先等を広く周知していること．
(5) 往診や訪問診療を求められた場合，医学的に正当な理由等なく断ることがないこと．
(6) 診療所において，患者・家族等からの相談に応じる設備・人員等の体制を整えていること．
(7) 緊急時を含め，随時連絡に応じる体制を整えていること．

文献4より引用

表3　在宅医療を専門に実施する在宅療養支援診療所の施設基準

診療所であって現行の機能強化型の在宅療養支援診療所の施設基準に加え，以下の要件を満たしていること．

(1) 在宅医療を提供した患者数を，在宅医療及び外来医療を提供した患者の合計数で除した値が0.95以上であること．
(2) 過去1年間に，5か所以上の保険医療機関から初診患者の診療情報提供を受けていること．
(3) 当該診療所において，過去1年間の在宅における看取りの実績を20件以上有していること又は重症小児の十分な診療実績（15歳未満の超・準超重症児に対する総合的な医学管理の実績が過去1年間に10件以上）を有していること．
(4) 施設入居時等医学総合管理料の算定件数を，施設入居時等医学総合管理料及び在宅時医学総合管理料の合計算定件数で除した値が0.7以下であること．
(5) 在宅時医学総合管理料又は施設入居時等医学総合管理料を算定する患者のうち，要介護3以上又は当該管理料の「別に定める状態の場合」※に該当する者の割合が50％以上であること．

文献4より引用
(※著者注：重症度が高い患者の定義は表4を参照)

5 「在医総管」は必須のキーワード

「ざいいそうかん」，一度は聞いたことがある言葉かと思います．初めて聞いたときは，私自身も何の単語か想像がつかなかったのを記憶しています．在医総管とは**在宅時医学総合管理料**の略で，在宅療養計画に基づき，月1回以上継続して訪問診療を行った場合に，月1回算定される管理料です．これは主治医として，その患者さんの療養計画をきちんと作成し，患者さんの同意も得たうえ，介護・福祉との連携を含めて，患者さんをサポートしているということに対しての報酬です．表1にその点数を示しています．例えば，Aクリニックは院外処方箋で機能強化型をとっている，病床のない在宅療養支援診療所だとします．Aクリニックでは月2回訪問の在医総管においてなんと4,200点（1点10円）もの報酬が与えられます．点数だけを見ると，非常に高いと感じてしまいますが，それだけ，しっかり療養計画を立てて，夜間休日も含め，また多職種との連携も行って，責任をもった主治医機能を果たすようにというメッセージでもあります．実際，きちんとした対応を行っている診療所からはこれでも足りないくらいという意見を聞くこともあります．2016年4月の診療報酬改定では，重症度の高い患者の在医総管が引き上げられました．重症度の高い患者の定義は表4に示しています．それ以外の患

表4 重症度が高い患者の定義

1. 以下の疾病等に罹患している状態
末期の悪性腫瘍，スモン，難病の患者に対する医療等に関する法律に規定する指定難病，後天性免疫不全症候群，脊髄損傷，真皮を超える褥瘡
2. 以下の処置等を実施している状態
人工呼吸器の使用，気管切開の管理，気管カニューレの使用，ドレーンチューブ又は留置カテーテルの使用，人工肛門・人工膀胱の管理，在宅自己腹膜灌流の実施，在宅血液透析の実施，酸素療法の実施，在宅中心静脈栄養法の実施，在宅成分栄養経管栄養法の実施，在宅自己導尿の実施，植え込み型脳・脊髄電気刺激装置による疼痛管理，携帯型精密輸液ポンプによるプロスタグランジンI_2製剤の投与

文献4より引用

者の在医総管は引き下げられたため，これからはより重症度の高い患者を積極的に受け入れていくことが求められます．また，以前から同一建物に対する訪問診療が課題となっていました．同一建物であれば，そこに住む患者さんをまとめて効率的に診療できるため，老人ホームなどの施設と契約をして，そこに住む多くの患者さん（本来なら外来通院可能な患者さんも含めて）に対して在宅診療を行っているという実態がありました．今回の改定では，同一建物内で訪問診療を行った患者数とその重症度に応じて診療報酬を決める方式となりました．

6 在宅医療における診療報酬の仕組み

1) 基本の報酬

多くの場合，在宅医療における基本の報酬は月1回以上の訪問診療料と在医総管の合計となります．これは定期的に訪問診療している患者さんならすべての方にかかる費用です．**表1**にあるように，先ほどのAクリニックであれば，自宅で独居の患者さんに月2回の訪問診療を行った場合，月々の診療報酬は，

訪問診療料833点 × 2回 ＋ 在医総管4,200点 ＝ 5,866点

となります．すでに，この時点で1割負担の患者さんでも5,870円になってしまいますし，3割負担であれば，その3倍です．患者さんに気軽に「在宅に切り替えましょうか」とは言えなくなりますね．

2) その他の報酬

そのほかにも患者さんの状態に応じて，在宅がん医療総合診療料，在宅ターミナルケアや看取り加算，退院後に算定する在宅移行早期加算など，さまざまな加算点数があります．また，訪問看護指示書を発行すれば，その指示料もかかりますし，退院時カンファレンスに参加すれば，退院時共同指導料も算定されます．詳細は他書に譲りますが，私たちがかかわる在宅の患者さんは診療・ケアする内容が複雑であればあるほど，報酬も多くかかってくることを認識しましょう．

7 このほかにもかかる患者さんの負担とは？

　ここまでは在宅医療における医療保険の報酬について解説しました．基本の自己負担だけで，最低でも毎月数千円，各種診療料や管理料などが加算されるとさらに大きくなることも理解していただけたと思います．しかし，まだ患者さんが負担する費用はあります．それは，**介護報酬**です．介護保険によるサービスは，基本的に1割負担ですが，そのサービスは本書でこれまでに紹介してきた通りです．特に訪問看護は，介護保険で行われるものが中心であり，その指示は主治医が行います．また，要介護認定者に計画的な医学管理（訪問診療など）を行った場合，それをケアマネジャー（ケアマネ）に情報提供すると，居宅療養指導管理料が算定されます．ケアマネに連絡するのは多職種連携を考えれば当たり前ですが，ここにもコストがかかっているのです．医療者からすれば当然の報酬かもしれませんが，患者さんには重い負担です．このような負担を少しでも軽減する方法として，**公費負担医療制度**があります．詳しくは次稿（基礎編-12「在宅診療にかかわる公費負担医療制度とは？」）を参照してください．

8 おわりに

　在宅診療における患者負担について，できるだけわかりやすく記載しました．制度自体が複雑なため，省略した部分も多くなっています．実際の診療では，ほかの手引きや参考文献などで補ってもらえればと思います．私がお伝えしたかったのは，在宅診療は，**高コストであり，患者さんの自己負担も大きい**ということです．それだけの負担に見合った，手厚く，責任のある診療と対応が，私たちには求められるのです．

文　献

1）「たんぽぽ先生の在宅報酬算定マニュアル 改訂版」（永井康徳/著, 日経ヘルスケア/編），日経BP社，2014
2）「訪問診療・訪問看護のための在宅診療報酬Q&A 2014-2015年版」（栗林令子/監修），医学通信社，2014

3）厚生労働省「別紙1診療報酬の算定方法1医科診療報酬点数表」：
http://www.mhlw.go.jp/file/05-Shingikai-12404000-Hokenkyoku-Iryouka/0000112223.pdf
4）厚生労働省「個別改定項目についてⅠ-4 質の高い在宅医療・訪問看護の確保について」：
http://www.mhlw.go.jp/file/05-Shingikai-12404000-Hokenkyoku-Iryouka/0000112306.pdf

基礎編

12 在宅診療にかかわる公費負担医療制度とは？
～私たちから患者さんに負担軽減を提案しましょう

大橋博樹

1 はじめに

　在宅診療は前稿（基礎編-11「在宅診療にかかわる保険点数の超基本」）でも述べた通り，大変コストのかかるものです．しかも，障害をもっている患者さんや難病に罹患した患者さんであれば，その負担はさらに増していきます．自己負担分が払えないために，本来受けられるべき医療やサービスを控えてしまっているという話も時々耳にするくらいです．医療は定価販売でディスカウントはできません．しかし，これから解説する公費負担医療制度を活用すれば，かなりの部分で患者さんの経済的負担を軽減することができます．ここで注意すべきなのは，これらの制度の多くは，**患者さんや家族自らが申請してはじめて受けられる制度であるということ**です．私たち主治医やケアするスタッフが，患者さんや家族に助成を受けることを正しく勧められることがとても重要になるのです．今回は在宅診療に必要なエッセンスのみを取り上げました．ぜひこれらの制度を理解して，患者さんの生活全般を考えたケアを実践したいものです．

2 公費負担制度の目的

　保険診療では患者さんは自己負担分を払い，残りは加入する健康保険や自治体などの公費で賄われています．公費負担医療制度とは，この自己負担分に対して，国や自治体が助成をしてくれる制度のことです．これは目的によって5つに分類することができます．① **社会的弱者の援助・救済**（生活保護法，ひとり親家庭医療費助成制度など），② **障害者の福祉**（身体障害者福祉法，障害者総合支援法など），③ **健康被害に対する補償**（公害健康被害の補償等に関する法律，被爆者援護法など），④ **公衆衛生の向上**（結核予防法，精神保健福祉法など），⑤ **難病・慢性疾患の医療費助成**（特定疾患治療研究事業，小児慢性特定疾患治療研究事業など）です．また，国による助成のほかに自治体による助成もあるため，各自治体で助成の条件や負担割合が異なることもあります．したがって，常に自治体の担当者や地域包括支援センターなどと連絡を取りながら，最新の情報を手に入れることが重要です．それでは，在宅診療にかかわる主な制度について，詳しく見ていきましょう．

3 在宅診療にかかわる主な公費負担制度

1) 生活保護法

　生活保護法は，経済的に生活に困窮している人に対し，その困窮の程度に応じて，国が必要な保護を実施し，最低限の生活を保障する制度です．生活保護受給者は，国民健康保険の被保険者からは除外されているため，医療費や介護費は原則，国からの扶助で全額負担されます．生活保護受給者が医療扶助を受ける場合，地域の福祉事務所と相談し，指定医療機関を受診します．その際，福祉事務所が発行した「医療要否意見書」に主治医は病名や治療期間の見込みなどを記入し，福祉事務所に提出します．福祉事務所はその意見書をもとに医療扶助の可否を決定します．扶助される範囲については**表1**を参照してください．保険外併用療養費にかかる療養は，厚生労働大臣が特別基準を定めている場合を除いて扶助の対象とはなりません．介護扶助については，介護保険の被保険者は自己負担額の全額が，被保険者でない人は介護

表1　生活保護法による医療と介護の扶助範囲

医療扶助	①診察 ②薬剤・治療材料 ③医学的処置，手術などの治療・施術 ④居宅での療養上の管理と療養に伴う世話などの看護 ⑤病院・診療所への入院と療養に伴う世話などの看護 ⑥移送
介護扶助	①居宅介護（居宅介護支援計画に基づいて行うもの） ②福祉用具貸与・購入 ③住宅改修 ④施設介護【予防含む】

文献1より引用

費用の全額が扶助されます．

2）身体障害者福祉法（更生医療）・重度心身障害者医療費助成

　在宅医療の適応となるのは，疾病や傷病により通院困難な患者さんです．そのほとんどが，寝たきりか準寝たきり状態ですので，多くのケースで身体障害者手帳の交付が受けられます．身体障害は肢体不自由や視覚障害などいくつかの区分に分けられます．身体障害者福祉法で定められた障害を有する場合，都道府県知事の定める医師（身体障害者福祉法第15条指定医）の診断書を添えて，都道府県の窓口に申請します．審査の結果認定を受けると，身体障害者手帳が交付されます．身体障害者手帳が交付されると，医療費の助成が受けられるばかりでなく，公共交通機関の利用料の割引や，税金の控除など，さまざまな福祉制度の恩恵を受けることができます．また，著しく重度の障害があり，日常生活で常時特別の介護が必要である場合には，特別障害者手当が支給されます．高齢者の場合，基礎疾患だけでなく，加齢変化による機能障害が前面に出てくることもあります．その場合であっても，治療終了後に機能障害が永続すると指定医が判断した場合は，身体障害者手帳の申請が認められることもあります．実際の在宅医療の現場では，障害者手帳を受けることができるほどの機能障害を有しながら，申請をしていない患者さんが多く見受けられます．そのような方を申請につなげていくことも私

たちの重要な仕事です．

3）障害者総合支援法

　障害者総合支援法は，身体障害者と知的障害者，精神障害者の生活を総合的に支援することを目的として，2006年4月に障害者自立支援法という名称で制定され，2012年に障害者総合支援法として改正されました．障害者・児は，介護給付や補装具の給付，社会復帰支援の訓練等の給付，自立支援医療（医療費の患者自己負担に対する助成）などを受けることができます．2012年の改正では利用対象に難病などの患者さんが新たに追加され，障害者・児の範囲が拡大されました．サービス利用の申請は介護保険制度の要介護認定とかなり類似しています．まずは市区町村の窓口でサービス利用の申請を行うと，行政の調査員が生活状況や障害の度合いを調査します．その結果をもとに，コンピュータによる一次判定が行われ，その結果と医師意見書をふまえ，審査会による二次判定が行われ，障害支援区分が決定されます．その後，相談支援事業者の支援でサービス利用計画書が作成され，サービス利用が開始されます．また，サービスの月額利用負担額は，世帯所得に応じて上限額が設定されています．

4）指定難病に関する医療費助成制度

　難病患者さんへの医療費助成制度は2015年1月に大きく変わりました．それまで対象患者さんを56の疾病に限っていましたが，2015年夏には約300疾病に増えました．また，小児の難病についても医療費助成の対象が拡大し，小児慢性特定疾患治療研究事業の対象だった11疾患群（514疾病）から14疾患群（704疾病）に広がりました．この制度には2つの「指定医」がかかわります．1つは難病指定の申請に必要な診断書（臨床調査個人票）を記載できる**「難病指定医」**です．これはその疾患の診療を専門にした医師に対して都道府県が指定します．もう1つは**「協力難病指定医」**というもので，更新申請の際のみに診断書を記載できる指定医となります．指定難病患者さんの医療費自己負担割合は2割で，自己負担の月額上限額が設定されています．その上限額は，受診した複数の医療機関で支払った負担額を合算したうえで所得に応じ適用されることとなっており，訪問看護や院外処方による薬剤費

なども，合算して上限額までは患者さんが負担する仕組みになっています．

4 こんな患者さんには，どのような制度が使える？

患者さん1　80歳男性　Aさん

　5年前に脳梗塞を発症，2年前までは杖歩行が可能でしたが，徐々に筋力低下が進み，1年前にはほぼ寝たきりの状態になりました．奥さんと二人暮らしですが，子どもはなく，介護に協力できる他の家族は皆無でした．要介護4の認定を受け，月2回の訪問診療と訪問看護，訪問介護を受けていましたが，年金生活では毎月の支払いが厳しく，訪問診療をやめたいと奥さんからの申し出がありました．

　あなたなら，どうしますか？

➡ **私ならこうします！**

　脳梗塞後の障害でも，それに伴う加齢性変化であっても，機能障害が固定され改善の見込みがなければ，身体障害者手帳の交付を申請できます．Aさんの場合，指定医の診断書を添えて都道府県の窓口に身体障害者手帳の申請を行い，交付を受けることができました．医療費の自己負担が軽減され，これまでと同じサービスの維持が可能となりました．

患者さん2　56歳女性　Bさん

　脊髄小脳変性症で外来通院していました．はじめは，めまいやふらつきの症状はあるものの単独での通院は可能で，身の回りのことはほぼ自分でできていました．通院後，1年ほどしてから徐々に筋力低下や小脳失調症状が進行してきました．夫との二人暮らしで，ご主人は会社を早期退職し，介護に専念する予定です．

　あなたなら，どんな提案をしますか？

➡ **私ならこうします！**

　56歳（65歳未満）ですが，脊髄小脳変性症は介護保険第2号被保険者に

該当する病名ですので，介護サービスの導入のために，介護保険認定の申請をお勧めしました．また，脊髄小脳変性症は医療費助成を受けることができる難病に指定されているので，難病指定医に診断書（臨床調査個人票）の作成を依頼し，難病指定を受けることができました．今後，機能障害が進行し，改善の見込みが乏しい場合は身体障害者手帳の交付を検討する予定です．

5 おわりに ～患者さんが必要な助成を正しく受けられるために～

　公費負担医療制度のうち，在宅医療・介護でよく用いられる代表的なものについて解説しました．制度そのものが複雑でわかりづらいものも多く，本稿のみで理解するのは困難かもしれませんが，参考文献などでさらに理解を深めることをお勧めします．公費負担医療制度で重要なことは，周りにいる医療者が，そのような制度があることを知り，患者さんや家族にそれを提案できるかということです．残念ながら，本来であれば交付を受けるべき機能障害があるにもかかわらず身体障害者手帳の申請をしていないなど，未申請によって恩恵を受けていない患者さんがまだまだ多くいるのが現状です．公費負担医療制度は障害や難病，経済的困窮など社会的弱者を国民全体で支えていく制度です．本来の目的を考えれば，必要な人すべてに等しくこの制度が活用されるべきであり，そのためには医療者の理解は必須であることを忘れてはいけません．

文　献

1) 「たんぽぽ先生の在宅報酬算定マニュアル 第3版　2015年度介護報酬改定 2014年度診療報酬改定 完全対応」（永井康徳／著），日経BP社，2015
2) 「公費負担医療の実際知識 2015年版」（安藤秀雄，栗林令子／著），医学通信社，2015

Column もっと知りたい！
移送サービス

土田知也

「そろそろ退院だが帰る手段がない」，「旅行へ行きたいが，車いすのまま連れて行ってくれる人がいない」，「転院予定だが，酸素投与や点滴の継続が必要で普通のタクシーでは無理」，「定期通院にいつも介助が必要」など，皆さまはこのようなケースに遭遇したことはありませんか？

このコラムで取り上げる「移送サービス」とは自力での移動が困難な身体障害者や高齢者に移動手段を提供するサービスのことです．通常は車いすや寝台などを搭乗させるリフトを完備した福祉車両で行われます．移送サービスには福祉タクシー，福祉有償運送，民間救急，病院や施設による移送サービスなどがあります．介護タクシーという用語は正式には存在しませんが，介護保険を利用する移送サービスのことを介護保険タクシーと呼ぶことがあり，こちらも併せて解説します．

福祉タクシー

基本的には車いす対応型の福祉車両を使用して，公共の交通機関では移動が困難な方を旅客とするタクシーです．最近では，屋号として「介護タクシー」を使用する事業者が多いため，介護保険を利用できると誤解されています．福祉タクシーは介護保険との関連はなく，買い物，食事，銀行・役所の手続き，旅行とさまざまな用途で使用することが可能です．距離に応じたメーター料金に，車いす・ストレッチャーなどの対応で料金が追加となり，また，室内介助，階段利用介助，看護師やヘルパー付添いではさらに費用が追加されることになります．障害者手帳がある場合は1割引となります．

料金具体例

メーター料金 + 基本介助料1,000円 + 室内介助料（1,000円）+ 階段介助料（1階ごとに1,000円）．

特殊介助やヘルパー，看護師付添いは応相談．

リクライニング車いすの場合は2,000円，ストレッチャーの場合は4,000円追加．

福祉有償運送

対象は福祉タクシーと同様ですが，NPO法人などの非営利法人が，営利とは認められない範囲の対価によって行う輸送サービスです．福祉タクシーだけでは増

加する移送サービスの需要に対応できず，認可されたという経緯があります．料金は，安く設定（一般のタクシー運賃の2分の1程度）されていますが，移動範囲は指定の市町村にとどまります．

料金具体例
　1 km　100円　深夜は30％増し
　介助料金（介護保険を利用しない時　1,000円）

🚗 民間救急

消防機関または連携するコールセンターを介して，転院や入退院などの緊急性がない場合に搬送を行うサービスです．マラソン大会など，イベント時の移動救助車として待機することも可能です．常時2名体制（ドライバーと患者の介護を担当する乗務員）で行動する規定で，一定の緊急医療資材（酸素ボンベ・点滴つり・吸引器・除細動器）が装備されています．現在は，赤色灯およびサイレンなどを装備することは認められておりません．また搬送中の患者の様態が急変した場合でも緊急搬送することはできないことになっています．

料金具体例

距離（km）	～7.5	～15	～30	～60	～90	～150	～300	～360
時間（h）	～0.5	～1	～2	～4	～6	～10	～20	～24
税抜運賃（円）	3,700	6,800	13,000	25,400	37,800	61,320	113,160	131,640

🚗 その他

1) 通所介護（デイサービス）事業者などが行う施設送迎

原則として「自家輸送」の取り扱いとなり，デイサービスなどの利用料金に組み込まれていることが多いです．ただし，要介護者等の輸送の安全を確保するため，上記の福祉タクシーなどへ外部委託することを促進するのが行政の方針ではあります．

2) 介護保険を利用したい場合（介護保険タクシー）

要介護1以上で，自力での定期通院が困難な場合には介護保険の「通院等乗降介助」または「身体介護（通院介護）」を使うことができます．担当のケアマネジャーと相談して事前にプランに組み込んでもらう必要があります．あくまで通院介助であり，途中の移動にかかる料金には適用にはなりません．ほかには例外的に役所，銀行など公的機関を利用するときや今後受ける予定のサービスを選択するための施設の見学，選挙にも適用になりますが，観光や買い物などには介護

保険を使用することはできません．

🚗 まとめ

	福祉タクシー	福祉有償運送	民間救急
利用者	障害者，要介護者，要支援者と付き添い人		制限はなし
設備	車いす，ストレッチャー（オプションで酸素投与や吸引も可能）		バッグマスク，酸素ボンベ，吸引器，血圧計，酸素飽和度測定器，AEDなど
利点	どのような目的であっても利用が可能． 業者の数が多い．	安い．	救急用具がそろっており，常時2名体制で安心．
欠点	タクシーメーター料金に加えて介助量に応じて追加があり費用がかかる．	NPO法人への会員登録と，認可が必要． まだ法人の数が少なく急な対応は困難なことが多い．	急変時などの対応は困難． 費用が高い．

冒頭のケースでそれぞれ利用に適した移送サービスは下記となります．

「そろそろ退院だが帰る手段がない」

➡ **一般のタクシーが不可能であれば，福祉タクシー**

「旅行へ行きたいが，車いすのまま連れて行ってくれる人がいない」

➡ **福祉タクシー**

「転院予定だが，酸素投与や点滴の継続が必要で普通のタクシーでは無理」

➡ **民間救急**

「定期通院にいつも介助が必要」

➡ **介護保険を利用（介護保険タクシー）**

以上，移送サービスについて解説を行いました．移送サービスの需要が増加する現在，制度と事業所の充実がさらに必要となってきます．

参考資料
1）国土交通省自動車交通局旅客課：福祉有償運送ガイドブック．2008
2）国土交通省：地域における福祉タクシー等を活用した福祉輸送のあり方調査 報告書．2009

実践編

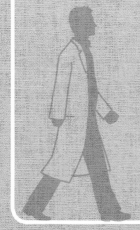

実践編

1 やっていますか？退院時カンファレンス
〜一度はじめたらやめられない，そのメリットとは？

堀越　健

1 はじめに

　皆さんは「退院時カンファレンス」に参加していますか？「何となく」参加しているだけで時間の無駄だ，なんて思っていませんか？皆さんが病院勤務医であっても地域の在宅医であってもカンファレンスの参加には非常に大きなメリットがあります．本稿では，その重要性を説明していきます．

2 もし退院時カンファレンスが開かれなかったら？

症例：
　84歳女性．進行胃がんが見つかりました．積極的な加療を行わない方針になり，本人も強く自宅退院を希望．退院時カンファレンスの開催はなく，紹介状を持っての自宅退院になりました．在宅医が確認してみると，どうやら本人・家族の認識にずれがあり，また退院後の生活の準備もできていませんでした．そのため看取りについても本人も家族もイメージができていないことがわかりました．在宅医は急いで介入をはじめたものの病状進行が早く，ケアマネジャー・訪問看護師との連携にも時間がかかり，弱っていく本人に焦った家族が救急要請をして在宅医が知らない間に再入院になっていました．

いかがでしょうか？　極端な例かもしれませんが，再入院という非常に残念な結末になってしまいましたね．もしもこのような結果になってしまった場合，それぞれ当事者はどのような気持ちになるでしょうか？

患者さん本人・家族は自宅退院についてよい印象をもてなくなってしまうかもしれません．再入院後，病状的にリカバーできたとしても，もう一度自宅退院したいとは思えないかもしれません．病院勤務医にしてみれば「せっかく本人の強い希望で自宅退院にしたのに，こんな状態で再入院になるなんて！　在宅医は何をやっていたんだ！？」となるかもしれません．在宅医にしてみれば「本人も家族も認識がバラバラで自宅で診ていく準備もないし，病院はどんな説明をして退院にしたんだ！？」となるかもしれません．医療の知識がある医師ですらこんな状態になりうるのですから，地域の訪問看護師やケアマネジャー（ケアマネ）など他職種の不全感は相当なものでしょう．

このような誰にとってもストレスのたまる状況を回避して，さらに多職種のチームワークを強くできる場所が「退院時カンファレンス」なのです．

3 そもそも退院時カンファレンスとは？

退院時カンファレンスとは，病院から在宅療養に戻る際に，関係者が集まって現状と今後の方針を確認・調節するための集まりです．病院主治医からの病状説明をもとに退院後の医療と介護サービスの実際について多職種で協議する場となっています（表）．

表　退院時カンファレンスの参加者と協議の内容

参加者	病院スタッフ	医師，病棟看護師，薬剤師，退院支援相談員（病院によって看護師だったりソーシャルワーカーだったりさまざま）など
	地域スタッフ	医師，訪問看護師，ケアマネジャー，介護事業所スタッフ，訪問入浴スタッフ，介護用品を扱うスタッフなど
	患者側	患者本人・家族など
協議内容		① 現在の病状について ② 現在の病棟での生活ぶり，ADLについて ③ 退院後の医療体制について ④ 退院後の介護サービスについて ⑤ 患者・家族の思いや理解について ⑥ まとめ・退院日の決定など

カンファレンスの開催が必要になるということはそれだけ入院前と比較して病状が変化・介護量が増加した状態であると予想されます．従来のような「紹介状だけ渡して自宅に退院する」といった調節だけでは日常生活が維持できない状態だと言ってよいでしょう．

　それでは一度退院時カンファレンスの実際の流れを見てみましょう．

a. 開催まで

　患者さんの病状が改善する，もしくは安定期を迎えてくると退院を検討できる段階になってきます．この時点で病院内では本人・家族と病院スタッフを中心に退院先についての方針はおおよそ決まっているはずです．それをふまえて退院支援相談員が関係するスタッフを集めるために各所へ連絡し，日時と場所の調整を行います．退院支援相談員が介入を開始するタイミングは，病棟の担当医や看護師が病状をみながら相談をもちかけてからであったり，入院が決まった時点ですでに介入がはじまるような仕組みになっていたりなど，医療機関によってさまざまです．

　実際の開催場所は院内の会議室など複数人での利用ができる部屋が多いようです．時間は病院全体が機能している昼〜夕方までが多く，そのため退院後のかかりつけ医は自分たちの診療のために参加調整しにくいというのが実際です．

b. 開催当日

　決まった日時・場所に関係者が集まりカンファレンスが開催されます．司会進行は退院支援相談員が中心になって行います．

1) 挨拶・自己紹介

　まずは司会の挨拶とともに参加者が順番に自己紹介を行います．名刺を持ってきた場合はここで名刺を配る場合もあります．もしできたらどこに誰が座っているのか把握するためにもこの段階で簡単に座席表をメモ書きしておくとその後のカンファレンスの状況把握に役立つはずです．

2) 方針の確認

　基本的にカンファレンスの開催に際して地域のスタッフには退院支援相談員から一連の患者情報がすでに報告されています．相談員の調査票，医師の診療情報提供書や看護師記録などです．自宅退院なのか？施設入所なのか？など，もし必要であればこの場で確認を行い，その後の議題につなげていきます．

3) 病状説明

　次に病院の担当医（医師が参加できない場合は代わりの病院スタッフ）が今回の入院にまつわる一連の病状説明を行います．入院中の経過や今後の見通しなどをこの場で確認していきます．

4) 日常生活の様子・リハビリテーションの状況確認

　担当医からの説明に引き続いて病棟の看護師から入院中の生活の様子について報告がされます．介護度を評価するうえで非常に重要な情報であり，移動・食事・入浴などについて在宅での課題がここで把握できるようにします．医療処置の継続が必要であれば病棟ではどのように実施していたのか確認をします．リハビリスタッフがいればリハビリテーション時の様子や，機能面でもさらに詳細な評価を報告してもらいます．

5) 本人・家族の希望や思いの確認

　これまでの報告をもとにして在宅療養の計画を検討するにあたり，本人と家族の希望や思いを確認する必要があります．現状をどのように把握しているのか？どのような生活を送りたいか？どんな希望があるのか？などを皆で共有することによって共通の目標を設定します．

6) 在宅支援の内容検討

　さて，医療情報が病院スタッフの報告から集まり，本人や家族の希望や思いを確認できました．では，自宅生活を送るためにどんな介護サービスや医療行為が必要になるのでしょう？介護サービスについてはケアマネが当日までに大まかなケアプランを立ててきていることがほとんどです．その内容を確認しながら参加者で協議していきます．退院後の医療行為について，外来

通院や訪問診療などがどのように行われるのかもここで確認します．かかりつけの在宅医や訪問看護師が中心となって相談を行います．

7) まとめ〜退院日決定
　司会を中心にこれまでの情報をまとめます．退院までにクリアする課題を確認して，最終的な退院日もここで確認していきます．

8) 終了後
　挨拶が終われば参加者は解散していきます．ここで改めて名刺交換をしたりそれぞれの日常診療について情報交換を行ったりします．別の症例についての相談を行うこともあります．

　参加されたことのない方でもカンファレンスの様子をイメージすることができたでしょうか？ 本稿では「5) 本人・家族の希望や思いの確認」というパートを入れましたが，実際にはカンファレンスの進行具合によってどのタイミングで話されてもよく，場の状況に応じて変化していきます．

　最初から最後まで通して参加できることが理想ですが，スケジュールなどの関係で短時間のみの参加で退席が必要になることはあります．

4 退院時カンファレンスのメリットとは？

　それではカンファレンス開催にどんなメリットがあるのでしょうか？ 在宅医と病院勤務医のそれぞれの立場から見てみましょう．もし皆さんが今まで「何となく」参加していただけだとしたら，これらのメリットを意識して参加することでより有意義な時間を過ごせるようになるはずです．

a. 参加者全員のメリット
1) 何よりも情報共有の場であるということ！
　高齢者医療においては医師だけでは十分なサービスが提供できず，「多職種連携」の必要性はすでに多くの場面で語られています．**その連携の課題は何と言っても「いかに情報共有し，共通した認識でチームを構築できるか」**

ではないでしょうか？ 医師・看護師・ケアマネ・ヘルパーと関係者が増えれば増えるほど手厚い介入が期待できる反面，情報共有にはより多くの時間と工夫が必要になります．インターネットツールの発達もあり，一見以前よりも情報共有の手段があるように思えますが，実際には現場のスタッフにはまだまだ最新機器を利用していくにはハードルが高いという意見が多いように思います（パソコンやスマートフォンを持っていなかったり，持っていたとしても使いこなすまでに抵抗感の払拭や時間が必要）．さらに，非常にナイーブな個人情報を扱うことになるため誰でもアクセスできるような管理の甘い場所に情報を公開しておくわけにもいきません．もちろん今後ネット会議などのシステム整備が進んでいけば変化していく可能性はありますが，そこに至るまでの課題は多く，時間がかかることでしょう．そのため，**カンファレンスという一度に複数の人間が集まり顔を合わせて情報共有できる場を設けるというのは非常に重要なのです**．時間の捻出という課題はありますが，退院前という状況は家族もスタッフも集合しやすいタイミングであり，この機会を利用しない手はありません．

2) 共有すべき情報のポイントは？

　カンファレンスで共有するべき情報は多数存在します．本人の状態や家族構成を含めたその背景などさまざまですが，**何よりも共有すべきは「病状についての正しい情報」**ではないでしょうか？ 医師にとってみれば当たり前の内容であっても，介護・福祉のスタッフからは非常にハードルが高く専門知識を必要とする情報なのです．特に医師はこのことを強く認識してなるべく専門用語を使わずに平易な言葉を選んでカンファレンスを進めていく必要があります．

　さらに大切なのは**「患者さん本人・家族の思い」**を共有することです．現在の自分たちのおかれた状況をどのように捉えているか？ それをふまえてどのように生活していきたいと考えているか？ このことは本人・家族はあえて自分の言葉で語ろうとは思っていないもので，**医療者側から積極的に質問して聞き出す意識が必要になります**．病状によっては本人から話を聞くことが難しいこともありますが，それでも家族から本人の以前の様子やもとの性格などを伺い知ることができます．

この「病状について」と「患者さん本人・家族の思い」を基本情報にして，ケアマネが中心となって介護・福祉のサービスを調節していくことになります．根幹となるこれらの認識がスタッフの間でずれてしまうと，ケアが病状に即さず日常生活の支援が不十分になりかねません．逆にここでしっかりとした共通認識をもつことができれば，後で不測の事態が起きるなど状況が変化しても臨機応変にスムーズに対応できる可能性があり，情報共有の恩恵をしっかりと受けることができます．

b. 在宅医のメリット

　もしあなたが退院後の主治医として関与していくならば，退院時カンファレンスの恩恵を最大限受け取ることのできる立場にいると言えます．十分に利用して退院後の患者さん・家族，医療・介護スタッフとの関係を良好なものにしていく必要があります．

1）病院スタッフの口から医療情報を直接得ることができる！

　先に「病状について」の医療情報が適切に関係者に伝わることの重要性を書きましたが，カンファレンスの場でこの情報を確認できることは在宅医にとってさらに重要な要素が含まれています．通常，がん患者であっても非がん患者であっても，病名の告知・現在の状況・生命予後などの説明がなされていくものですが，**病院主治医からどの情報が誰にどのような言葉で伝えられているのか**は紹介状には記載しきれないことも多く，生の声として確認ができるカンファレンスの場は非常に有意義なものになります．これがわかっていると退院後の主治医として言葉を選ぶ際に非常に参考になり，導入が容易になることが期待できます．例えば，病気や現状についての表現のしかたや生命予後の伝え方など，ナイーブで細やかな気配りが必要になる内容は表現を統一することができるので，導入の説明をするときも安心感があります．

　また，**退院前の段階で患者さん・家族が情報をどのように理解しているか**を確認できるのは非常に大きなメリットです．事前にカンファレンスが開催されないなどの理由で家族の理解度がわからないままになっていた場合，退院して自宅に戻ってから確認すると実はかなりあやふやな理解であったというようなケースは決してめずらしくはありません．その場合，あわてて再度

関係者を呼んで説明の場を設定したり診療方針の軌道修正を必要とするようなことも起こりえます．退院時のカンファレンスで情報を確認し，必要な軌道修正を入院中に調節しておくことはスムーズな自宅療養の開始・継続に有用です．

2) 知り合いが増える！ 名刺を必ず持参すべし！

カンファレンスに参加した多職種スタッフと顔の見える関係ができることは大きなメリットです．介護・福祉スタッフからしてみると医師というのは非常に関係性をつくりにくい，ハードルの高い職種です．実は困ったことが起きていたときにも医師にはギリギリまで情報を伝えずに悩んでいるなど，情報のやりとりに抵抗が生じやすいものです．もっと早く相談してくれればよかったのに…というような状態になることを防ぐためにもぜひこのチャンスを利用して関係性をつくり，スムーズな連携がとれるようにしたいものです．さらに今後もその地域で医療を行っていると他の症例でも顔を合わせたり，勉強会で再会したりと関係性が続いていくことになります．

また病院内については，どんな医療者やスタッフがいるのか，地域の場から積極的に知ることができる機会はなかなかありません．病院所属の専門医や地域連携部のスタッフと知り合いになればお互いの症例相談が今後スムーズになることが期待できます．

3) 自分たちの活動をアピールするチャンス！

上記に記載したように地域の知り合いが増えるということは**自分たちの日頃の活動をアピールするチャンス**になります．病院や地域のスタッフから今後患者さんを紹介してもらう機会が増えるかもしれません．実際に，一度知り合った訪問看護師やケアマネから症例の新規紹介などがあると自分の日常診療にも大きなやりがいと自信が生まれます．さらに，今後一緒に働いてくれるスタッフまで見つかるかもしれません．

c. 病院勤務医のメリット

カンファレンスで話の中心になるのは退院後に向けての内容です．もしあなたに在宅医としての勤務歴がなかったとしたら，なかなか在宅療養のイメー

ジをつかみにくいでしょうし，そのような場合はあまりカンファレンスのメリットを実感できていないかもしれません．またほかのスタッフが協議している間に介護サービスの話題になったりすると自分の役割がないような感じがして何となく疎外感を抱いてしまうかもしれません．多忙な日常診療のなかで，開催場所が院内であっても積極的にカンファレンスに参加できる病院の先生は少ないかもしれませんが，病院勤務医にも参加のメリットはたくさんあります．ぜひ次のメリットを意識して参加してみてください．

1) 再入院のリスクが回避できる！

独居や老老介護など介護力が不足する高齢者や，慢性疾患の進行により急に介護が必要になる症例が今後も多くなっていくでしょう．退院時点では病状についてもまだ不安定です．そのため十分な介護を受けられないと結果的に病状の悪化にもつながり，再入院のリスクが非常に高くなってしまいます．医療についての申し送りはもちろんですが，退院に向けて医療レベルに見合った介護・福祉サービスの目処を立てておく必要があります．現在の医療情報を一番に把握しているのはやはり病院担当医であるあなたです．**カンファレンスの場できちんと情報を申し送りすることで担当患者さんに退院後の生活に適した支援が行われ，連続した医療と介護が提供されることになります．**結果として再入院のリスクを減らすことが期待できたり，「この程度のところまでは在宅で介入ができるが，ここまで以上になったら入院を検討してください」というような再入院の予測や事前の申し合わせの計画を立てられることになります．

2) 地域の医療者と顔見知りになれる！

院内にいても，やはり地域のスタッフと顔見知りになれることは大きなメリットです．顔の見えたスタッフにその患者さんを任せることで**より継続性を意識した退院マネージメントが可能になります**．また，地域からの症例相談を受ける際にも抵抗感が減り，普段の勤務でもストレスが軽減されるはずです．地域の在宅医へ紹介するときにも自信をもって「ここに紹介させてもらうよ」と言える地域の医師がいると紹介先探しがかなり楽になります．

3) 患者さん・家族からの「帰された」というイメージを回避できる！

　患者さん・家族に退院後に話を聞くと実は「病院から帰された」「もうこれ以上は長く入院できないと言われた」などというネガティブな印象をもっていたという経験が少なからずあります．病院のスタッフからの説明が不足している可能性もありますが，そもそも入院中という非常事態で本人も家族も説明がなかなか飲み込めない・把握できていない可能性があります．細かい説明を短時間でいろいろ聞くと理解できているようで，理解できていないことも多いようです．入院中は言えなかったさまざまな不安や不満が聞かれることも多いのですが，これも確かな申し送りと共通認識をもつことによって患者さん・家族に適切なフォローができ，そのネガティブな印象を軽減することになり，地域のなかでの病院の評判も自然と上がっていくものです．

d. 患者さん・家族のメリット

　退院時カンファレンスが医療関係者にとって有用であるということは，そのまま患者さん・家族のメリットに直結します．不安な気持ちで退院を迎える状況のなかで，多くの人が今後の生活のためにかかわってくれるという事実は退院に向けて非常にポジティブな印象をもたせてくれます．そしてカンファレンスという場で関係者たちが顔を合わせて自分たちがよりよい生活を送るためにどうしたらよいかについて議論を交わしているところを直接見られること，さらにそれに直接参加できることは非常に大きな安心につながるはずです．医療者に対して信頼感をもつことができ，よい関係性を築くためのきっかけにもなるでしょう．入退院をめぐるさまざまな思いを直接口にすることができる場としての役割も大きいはずです．

　多くの医療情報を確実に理解することは専門知識をもたない患者さん・家族には困難かもしれませんが，退院時カンファレンスは自分たちが判断しなければいけない状況がどんな場合なのかを把握してもらうよい機会になります．急変時など不測の事態が起きた際にどのように立ち振るまえばよいのか？どんなときに・どこの誰に最初の相談をもちかければよいのか？など，具体的な流れが確認できるだけでも退院後の安心感につながります．何でも焦ってすぐに救急車を要請していては本人も家族ももちませんし搬送先の病院も

対応に苦慮してしまいます．

　患者さん本人・家族の安心感は退院後の生活に向けて活力になります．患者家族にとっても先の見えない状態での介護継続で疲労困憊することの予防にもつながると期待できます．

5 デメリットがあるとしたら？

　退院時カンファレンスについて解説してきましたが，いかがでしたでしょうか？　退院時カンファレンスには非常に多くのメリットがあります．というよりも開催して損をすること自体がほとんど思いつかないのではないでしょうか？　ただ1つ注意することはカンファレンスそのものの事前準備不足です．カンファレンス自体の影響力が大きいのでその準備が不足しているとただの時間の無駄遣いで終わってしまいかねません．さまざまな職種が時間を割いて参加しているためそのつもりで臨む必要があります．疾患自体の重症度が高い・患者家族関係が複雑であるなどといった困難症例でときどき遭遇するケースですが，事前の打ち合わせや情報不足のためカンファレンス自体の目的や落としどころ，タイムスケジュールなどがあやふやになってしまうことがあります．困難症例であるということを情報共有することはできますが，ただの愚痴の言い合いになってはいけません．やはり建設的な場にするためには参加者一人ひとりの参加に向けた意識が必要になります．

6 まとめ

　医師として退院時カンファレンスを最大限活用するためには「介護の基礎知識」「在宅療養のイメージ」をもつ必要があります．他職種から**「この先生，医療だけじゃなくて介護のこともわかっているね」**と思われ，信頼を得るためにも，ぜひ本書を活用してくださいね．

文　献

1）望月 論：退院前カンファレンス参加のコツ．Gノート，1：692-698，2014

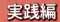

実践編

2 サービス担当者会議, 略して「サ担会」! 参加していますか?
〜その前に聞いたことがありますか?

八田重雄

1 はじめに

　高齢化と医療の高度化に伴い, 家で療養する患者さんが増加しています. 個々の患者さんが抱える問題も多様化しており, 医師のみでは, 日々の診療のなかで解決することが難しくなってきています.

　多職種連携という言葉もあるように, 訪問診療に携わるといろいろな職種の方々に出会います. 皆さんは, すべての介護職や医療職の方々にお会いしていますか? おそらく, お会いできていない職種の方も多くいるのが現状と思います.

　ケアマネージメントは多職種が協働で実施するものであり, サービス担当者会議はチームメンバーを結びつける非常に重要な場面です. しかし, 残念なことにサービス担当者会議に出席する在宅医は少ないと言われています. 本稿では, 患者さんや家族, 多職種との結びつきを強くする場であるサービス担当者会議の目的やメリット, 参加方法などについて説明します.

2 サービス担当者会議って何?

　サービス担当者会議 (サ担会) とは, 介護保険制度において, 介護支援専

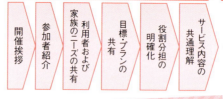

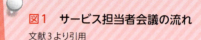

図1　サービス担当者会議の流れ
文献3より引用

門員（ケアマネジャー）が開催しなければならないと定められた会議のことです（図1）．ケアマネジャーが，サ担会の開催に関して患者さん・家族，各サービス担当者との連絡調整を行い，新規ケアプラン（居宅サービス計画）の作成時・変更時，要介護度の更新時・変更時などに開催します．ケアプランは，患者（利用者）さんが，いつ，どこで，どんなサービスをどのくらい利用するかを決めるものです．基本的には，サ担会は，患者さん・家族の意向を確認し担当者に専門的意見を求め，ケアプランの修正や最終決定をする場となっています．

　では，サ担会を行う目的，参加者，開催日時・場所はどうなっているのでしょうか？

1）目的

　開催目的は大きく分けて2つあります．1つ目は，患者さん・家族の意向，生活全体および課題を共通理解すること，2つ目は，地域の公的サービス・インフォーマルサービス（近隣住民やボランティア等）などの情報を共有し，患者さんの生活機能向上の目標，支援の方針，支援計画などを検討することです．なお，サ担会を行ううえで，それぞれのサービス担当者等の役割を相互に理解することも重要です．

2）参加者

　参加者は，患者さん，家族，主治医，ケアプランに位置づけられているサー

図2　サービス担当者会議の参加者
文献3より引用

ビスの担当者，インフォーマルサービスの関係者などです（図2）．

3) 開催日時・場所

　多職種の集まりやすい，日時・場所の設定が第一です．なるべく担当者すべてが参加できるように配慮すべきですが，集まれる担当者でとりあえず開催するのも方法です．開催場所は，多くの場合は患者さん宅です．また，参加者の状況やテーマなどに合わせて主治医の診療所や病院などでも行われます．医療的な意見が特に必要なときには，医師が参加しやすい病院や診療所で行うこともよいですが，医療機関内という場で医療従事者の前で本音を言えないサービス担当者・家族が出てしまうおそれがあるなど問題もあります．一方，患者さん宅では，自宅という生活空間で和やかな雰囲気もあり，本人・家族が発言しやすいというメリットがあります．

　サ担会は，それぞれに忙しいサービス担当者に集まってもらって開催するものです．医療職のみが忙しいわけでなく，他の介護職も同様です．また，日常の多忙な生活のなかで介護を行っている家族も同様です．皆の貴重な時間を有意義なものにするためにも，事前の打ち合わせや課題を共有しておくことも重要です．

3 サ担会に参加すると何がいいの？

　サ担会に参加することで，担当患者さんの生活のしかたや考え方，家族が本人に寄せる想いなど感情を確認できます．また，医療者は，医療資源に関しては専門的な部分であり理解はできていますが，地域の介護資源などは把握しておらず，参加することで知識が増えます．さらに，関係者が集合し，顔を合わせることで共通理解が深まり，利用者や家族の不安や疑問を解消したり，その後の多職種連携がスムーズになるなどのメリットがあります．ほかに，サ担会開催のメリットの代表的なものとして，患者さんにとっては，サービス担当者全員に自分の想いを話すことができ，これだけの人に支えられているという安心感をもてることがあげられます．家族にとっては，家族介護者としての孤立感や孤独感を軽減できます．また，サービス担当者にとっては，利用者の心身状況・表情，利用者と家族の関係，家族の介護力などを目の当たりにすることで，利用者への理解が深まります（表1）．

　サ担会に参加して多職種で特定の患者さんの話をすることにより，医療関係者と介護福祉関係者ではその見方も考え方も全く違ってくることがわかる

表1　サービス担当者会議のメリット

患者（利用者）にとって
- これだけの人に支えられているのだという感動を味わうことができる
- 参加メンバーに，自分の気持ちを話すことができる
- サービスについて，質問したり，要望を述べたりすることができる
- 会議という公の場で，家族の気持ちや自分に寄せる思いを聞くことができる

家族にとって
- 家族介護者にとって，孤立感や孤独感を軽減できる
- これからの介護生活がイメージできる
- 参加メンバーに，介護上の苦労・不安・心配ごとなどを話すことができる

サービス担当者にとって
- 利用者の心身状況，利用者の表情，利用者と家族の関係，家族介護力，家屋の状況などを目の当たりにすることで，利用者への理解が深まる
- 自分とは異なる職種の専門的な意見を聞くことができる
- 他の事業所のサービス内容がわかる
- 自分たちの専門性が確認できる
- 利用者，家族，ケアマネジャーなどに要望などを直接話すことができる
- サービス担当者間の連携が深まる

文献2より抜粋して転載

と思います．さらに，医療においても，看護師，薬剤師，理学療法士，作業療法士，栄養士等というように分業化も進んでいますから，同じ医療系職種であっても考え方や価値観が異なることもあります（例えば，薬剤師はきちんと薬を服用することを大切にする．看護師が安静を大切にするのに対し，リハビリ職種は運動やリハビリを大切にするというように）．この<u>価値観の違いをそれぞれの職種が互いに認めながら，患者さんのケアを通して価値観の共有をめざすことも必要</u>となります．

このように，ケアチーム全体にとってのサ担会開催のメリットは，ケアプラン作成を通して専門的な意見が反映され，さまざまな情報を共有できることです．また，目標およびリスクが明確になることにより，メンバーそれぞれが役割を確認できます．最終的には，<u>利用者，家族，サービス担当者などが一体感を味わえ，利用者中心のケアチームであることを確認</u>できます．

サービス担当者会議例

ケアマネジャー（CM）：本日はお忙しいなかお集まりいただき，ありがとうございます．Aさんは，以前に比べ活発に動くようになり，1人で買い物にも出かけるようになりました．ただ最近は，イライラすることもあり，感情の起伏が激しい場面も見受けられるようです．皆様のサービス時にはどうでしょうか？ 今回は，その点に関して皆様の意見などを伺えればと思います．

《今回のサ担会の目的と患者さんの近況をCMが説明．また，参加者に事前に確認した課題や意見をもとに作成したケアプラン原案，サービス計画書，週間計画書などを配布します》

CM：では，今回初めてお会いする方もいると思いますので自己紹介をお願いします．

家族：お世話になっております．長男の○○です．仕事をしているので，どうしても昼間は家にいることができません．気になっているのは，どうも最近母が落ち着きがないように見えることです．

訪問介護員：ヘルパーの○○です．

デイサービス担当者：デイサービス○○で，担当している△△です．

主治医：訪問診療している○○です．訪問診療の時間に合わせていただきあ

りがとうございました．

訪問看護師：訪問看護師の○○です．

訪問薬剤師：訪問しています薬剤師の○○です．

《このような場でしか会えない介護職も多く，顔合わせが今後の訪問診療のときに役立ちます》

CM　　：では，はじめに今の医療的な面に関して訪問診療を行われている先生より現状の説明をお願いします．

主治医：Aさんは，認知症と糖尿病，甲状腺機能低下症にて通院治療をしていましたが，通院が難しくなり訪問診療を行うことになりました．糖尿病に関しては，当初インスリン治療を行っておりましたが，低血糖のリスクと本人・家族への負担を考え飲み薬へ変更しています．甲状腺機能低下症の改善に伴い，元気になり日常の生活も活発になってきました．ただ，家事などは行えていますが，認知に関しては変わりなく，昨日のことなどは忘れてしまいます．また，最近では感情の起伏が激しく，先日の訪問時にもだいぶイライラしていました．

《参加者には介護職が多く，専門用語では理解できないときがあるので，わかりやすい言葉で説明するように心がけます》

家族　　：そうです，家族にあたることも多くなり，あまり眠れていないようです．

CM　　：介護の方からではどうでしょうか？

訪問介護員：毎日お昼に伺っています．朝ご飯を食べていないことが多く，お薬も残っています．でも，洗濯は行えており，買い物にも行かれているようです．

CM　　：では，食事は昼と夕しか食べていないことが多いんですね．気分の方はどうですかね？

訪問介護員：先日は，朝食を食べたかを確認したら，すごく怒られました．

デイサービス担当者：お迎えに伺うときに特に拒まれることはないですが，通所先では落ち着きが見られない場面もあります．

《このように，訪問診療だけではなかなか見えにくい患者さんの生活状況・心身状況などの情報を介護職などから得ることができ，その後の医療的介入への参考となり，よりよいケアが実現できる場合も多々あります》

CM　　：薬の服用に関してはどうですか？

訪問薬剤師：インスリンがなくなって，家族の方からは負担が減ってよかったと言われました．家族の方の出勤が早いので，どうしても朝の薬の管理は難しいですね．

主治医：では，今の内容でしたら朝の服用分を昼に移しましょう．デイでも飲めますよね．あと，イライラに関しては認知症の影響などもあると思いますので，検討します．

（中略）

CM：では今回主に，Aさんに最近，感情の起伏が激しい場面も見受けられるとの意見があり，現状の把握と対応に関してサ担会を行いました．現状に関しては，それぞれの担当者からの意見をふまえ，情報を共有できたと思います．今後は，どのような場面で特に感情の起伏が激しいとかイライラが多いなどがわかりましたら，その情報を共有できればと思います．また，お薬の変更などありましたらその都度，変更内容を共有します．本日はお忙しいなかお集まりいただき，ありがとうございました．

《最後に話し合った内容や今後の目標，課題に関して情報共有を行います》

4 サ担会ってどうすれば参加できるの？

　サ担会参加のメリットがこんなに多いなら，"出席した方がいいね！"となると思います．しかし，どのように参加すればよいのでしょうか？あるいは，出席できない場合はどうしたらよいのでしょうか？

　ケアプランに位置づけられたサービス事業者の出席率はおおむね8割以上であるが，会議開催の案内があった主治医の出席率は4割に満たないとの報告もあります．なお，主治医に会議案内を出しているのは約14％であり，参加が困難であることを考慮して案内自体を出していない可能性もあると報告されています．しかし，医療面をおろそかにして利用者の生活を守ることはできません．主治医の参加は，利用者・家族のみならずサービス担当者にとっても有用で，直接，主治医と連絡をとる機会の少ない職種にとっては不安解消にもなります．

　サ担会の開催に際しては，事前に担当のケアマネジャーから開催時期や会

議の議題，課題などに関しFAXや口頭などで確認があります．その後，その開催案内に意見などを記載する，あるいは口頭にて返答するのが通常です．そのためにも，訪問診療時からケアマネジャーと連携し情報を共有することもサ担会へ参加する一歩になります．なお，忙しい診療の合間にサ担会に出席することは難しいので，その担当の患者さんの訪問診療時刻に合わせて患者さん宅にてサ担会を開催するのも1つの方法です．また，訪問同行している診療所や病院の看護師や薬剤師などに代理出席してもらうのもよいと思います．

　サ担会への出席が難しい場合は，課題に関する意見，具体的な最近の変化や気になること，今後の目標などについて医療的立場からの意見を事前にケアマネジャーに伝えることも重要です．例えば，在宅医としては，疾患の影響による生活障害や症状，今後の目標とその目標達成に至るうえでの健康上の注意点などの情報提供を行っていただければと思います．サ担会終了後には，どのようにモニタリングしていくかや今後の目標の確認も重要です．なので，出席できなかった場合は，ケアマネジャーと連絡を取り合い，情報共有することも必要です．

5 まとめ

　サービス担当者会議の目的は，担当者全員が患者さんの望む生活を実現するために情報・目標を共有し，それぞれの職種が役割を果たす患者支援（多職種協働）のケアチームをつくることです．サ担会に，介護職だけでなく，医療職，特に在宅医が参加することは，患者さんや家族にとって在宅ですごすうえでの不安の軽減や払拭につながります．また，患者さんを受け持つ介護職にとっても，医療的な問題点やその対応方法などの情報を得ることで，患者さんが望むサービスのリスク対応に生かせます．

　今後，多職種協働の地域ケアの起点となるようなサ担会へ参加あるいは関与することにより，在宅医としての連携の幅が広がっていくことと思います．本稿が患者さん・家族中心のケアの実践に役立てば幸いです．

文 献

1）「サービス担当者会議マニュアル―準備から終了後まで」（担当者会議向上委員会/著），中央法規，2012
2）月刊ケアマネジャー編集部：サービス担当者会議に強くなる！①なくてはならないもの．ケアマネジャー，16：12-13，2014
3）「平成26年度老人保健事業推進費等補助金老人保健健康増進等事業　生活期リハビリテーションにおける多職種協働・連携の実態に関する調査研究事業報告書」．株式会社NTTデータ経営研究所，2015
4）「ケアプランのつくり方・サービス担当者会議の開き方・モニタリングの方法―平成27年改正版―」（土屋典子，他/著），瀬谷出版，2015

実践編

3 多職種連携(IPW)とは
〜やっているけれど,何かしっくりこないあなたのために

孫　大輔

1 はじめに

　多職種連携や専門職間連携という言葉をあちこちで聞くようになりました.**多職種連携(interprofessional work：IPW)** とはチーム医療を発展させた概念で,**「複数の領域の専門職者(住民や当事者も含む)が,それぞれの技術と知識を提供し合い,相互に作用しつつ,共通の目標の達成を患者・利用者とともにめざす協働した活動」** と定義されています[1].病院内のIPWのみならず,地域医療や在宅医療の現場で医療職と介護・福祉職が連携・協働することは多いですが,なかなかスムーズにいかないことも多いと思います.本稿では,IPWについて事例に沿って考えながら,少しでも改善に導くヒントを皆さんと一緒に検討してみたいと思います.

2 事例に沿ってIPWを考える

　こんな場面を想像してみましょう.

> **IPWに関するある事例**
>
> 　がんで在宅療養中の患者マツさんの疼痛コントロールについてケアマネ

ジャー（CM）が在宅主治医に電話をしています．

CM ：マツさんは4時間ごとに鎮痛薬を飲んでいますが，夜中にも起きて薬を飲まなければならないので大変です．貼り薬の鎮痛薬にするなど方法はないでしょうか？

医師 ：ちゃんと飲めてるならいいんじゃない？ 今のままで．それで痛みは落ち着いているんでしょ？

CM ：はい，でも…．わかりました…．

困ったケアマネジャーは薬剤師にも電話で相談します．

CM ：マツさんは夜も起きて鎮痛薬を飲むことがQOLの低下にもつながっています．貼り薬について医師の先生にご相談いただけないでしょうか？

薬剤師：そうですね．まあ，飲めてはいるけど… 大変ですよね．先生に相談はしてみますけど，どうかなあ…．

その後，誰からも連絡はなく，ケアマネジャーは途方に暮れることに….

さて，こんな状況では医療職と介護職の円滑な連携や協働はできるはずもありません．ここでは何が原因となって円滑な連携や協働が阻害されているのでしょうか？ このような場面は現場で日常的によくあることだと思いますが，よくあるだけに，問題の背景や原因をうまく分析できずに，「あの◯◯は話を聞いてくれない」とか「あの◯◯はわかってくれない」など，個人的な原因にしてしまいがちだと思います．このような状況を克服していくための足がかりとして，**IPWの阻害要因**と**IPWコンピテンシー**というものを考えてみたいと思います．

3 IPWの阻害要因を考える

良好なIPWを阻害してしまう要因には表1のようなものがあげられています．このように整理して考えてみると，問題を客観的に見たり，状況を分析したりできるようになります．先ほどの事例に沿って考えてみましょう．

ここでは「**① チーム内での異なる目標**」があるかもしれません．つまり，職種によってゴール（重要視している観点）がずれていないかということで

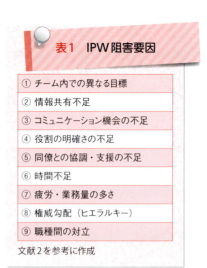

表1 IPW阻害要因

① チーム内での異なる目標
② 情報共有不足
③ コミュニケーション機会の不足
④ 役割の明確さの不足
⑤ 同僚との協調・支援の不足
⑥ 時間不足
⑦ 疲労・業務量の多さ
⑧ 権威勾配（ヒエラルキー）
⑨ 職種間の対立

文献2を参考に作成

す．ケアマネジャーは，患者さんのQOLを最優先に考え，4時間ごとの内服を変更した方がよいと考えているのに対し，医師は疼痛コントロールを最優先に考え，薬を変更することによる疼痛悪化のリスクを懸念しているのかもしれません．

また，「② 情報共有不足」や「③ コミュニケーション機会の不足」はどうでしょうか？ もしケアマネジャーと医師のコミュニケーションが，今回の電話だけのやり取りだとすると情報共有が不十分かもしれず，医師は患者さんのQOLや生活状況，患者さんの希望などについて把握しきれていない可能性もあります．

さらに今回の会話だけを見ると医師の方には「⑤ 同僚との協調・支援の不足」がありそうです．もっとケアマネジャーから詳しい話を聞き出したり，傾聴しようとする姿勢が不足しています．しかし，もしかしたら「⑥ 時間不足」や「⑦ 疲労・業務量の多さ」といった背景がある可能性も考えられます．医師が電話に出たタイミングが診療中の忙しい時間帯なのか，余裕のある時間帯なのかで，対応が変わる可能性はあるでしょう．

そしてケアマネジャーが薬剤師にも相談し情報共有したのはとてもよいことでした．しかし残念ながら，この薬剤師は医師に処方変更を提案することをためらっています．ここでは「⑧ 権威勾配（ヒエラルキー）」が阻害要因になっていそうです．もちろん，ケアマネジャーと医師の間にも権威勾配が

ありそうです．

> ▶ **これだけは押さえておきたいポイント**
> IPWの阻害要因を考えることで状況を客観的に分析しよう！

4 IPWコンピテンシーに沿って改善策を考える

　IPWがなぜうまくいっていないのか，その原因が少しわかってくると，問題解決の糸口が見えるような気がします．しかし，問題はそう単純ではありません．阻害要因の裏返しで考えられるアプローチと，そうでないものがあります（例えば「権威勾配」という阻害要因はどうしたら解決できるでしょうか？）．また，各専門職の能力を高めることで解決できそうなものと，そうした教育や学習だけでは限界があるものとがあります．

1) 教育・学習で解決できない要因

　まずは，教育や学習で解決できそうなものとそうでないものを分けて考えましょう．阻害要因のなかで「⑥ 時間不足」と「⑦ 疲労・業務量の多さ」をほかの要因と切り分けると整理しやすくなります．これらは業務環境などに付随する要因であり，各個人の教育や学習では解決できませんので，システムの改善で対応すると考えるとよいでしょう．組織の管理者であれば業務環境・体制の改善が求められますし，先ほどの事例で言えば，お互い時間に余裕のあるときにコミュニケーションがとれるような工夫が必要でしょう．

> ▶ **これだけは押さえておきたいポイント**
> IPW阻害要因のうち「時間不足」と「疲労・業務量」は分けて考え，システム改善で対応しよう！

2) 教育・学習で解決できる要因

　「時間不足」「疲労・業務量の多さ」以外の阻害要因が原因となっていそうなら，「IPWコンピテンシー」をメンバーが共有して学習し，チーム全体とし

ての能力を高めていくことで改善への歩みを進めることができます．カナダのIPWと教育を推進するCanadian Interprofessional Health Collaborativeは，① 専門職間コミュニケーション，② 患者・家族・地域住民中心のケア，③ 役割の明確化，④ チームワークを機能させる，⑤ 協働型リーダーシップ，⑥ 専門職間の対立解決，の6つのコンピテンシーを提案しています[3]．

各コンピテンシーについてその原則を簡単にご紹介します．表2をご覧ください．

表2　IPWコンピテンシーとその原則

① 専門職間コミュニケーション
- チームのコミュニケーションの原則を設定する
- チームメンバー全員の意見に積極的に耳を傾ける
- チームメンバー間で常にコミュニケーションをとり，ケアに関する意思決定についての共通理解を得る
- チームメンバー全員と信頼関係を構築する

② 患者・家族・地域住民中心のケア
- 患者や家族が理解できる形で情報を共有し，議論や意思決定に積極的に参加してもらう
- 医療サービスやケアに携わる患者・家族・地域住民に適切な教育と支援を提供する

③ 役割の明確化
- ほかの専門職の役割・責任・能力などの多様性を理解し，それらを尊重する
- 連携における自分の役割を決める際に，他職種の役割も考慮することができる
- 患者ケアにおいて，お互いの職能や役割を統合した形で提供できる

④ チームワークを機能させる
- チームメンバー間での議論や相互作用を積極的にファシリテートする
- 協働的な意思決定に参加し，ほかのメンバーの参加も尊重する
- 自らのチーム内の役割や機能に関して，チーム内の専門職，患者・家族とともに定期的に振り返る

⑤ 協働型リーダーシップ
- 有効なチームの意思決定をファシリテートできる
- チームメンバー間で協働実践のしやすい環境を構築する
- チームメンバー間でリーダーシップの共有できる環境をともに創造する

⑥ 専門職間の対立解決
- 対立が起きる可能性を認識し，それに対して建設的に対応する
- 異なる目標，役割の不明確さ，権威勾配などの，議論や対立につながりやすい状況を特定する
- 多様な意見を自由に表明できる安全な環境をつくる

文献3を参考に作成

いかがでしょうか？　理想的なことばかりが書いてあるように見えるかもしれませんが，これらのIPWコンピテンシーに沿って，改善策を考えていくことができます．ここでも最初の事例に戻って考えてみましょう．

「① **専門職間コミュニケーション**」の原則をいかして，マツさんにかかわる専門職すべての意見を集めてみましょう．ケアマネジャー，医師，薬剤師だけではなく，訪問看護師などほかの専門職の考えはどうでしょうか．またここでは「信頼」と「尊重」も鍵になります．お互いの意見を尊重し，信頼し合える関係性のうえでコミュニケーションをとっているでしょうか．

「② **患者・家族・地域住民中心のケア**」の原則をいかして，患者さんや家族を意思決定に巻き込みましょう．患者さんや家族は薬剤の変更を望んでいるでしょうか．

「③ **役割の明確化**」の原則をいかすならば，この問題において各専門職がどのようにうまくかかわれるのか，相手の立場にもなって考えてみましょう．ケアマネジャーは患者さんのQOLを含む生活面の情報をよく把握しており，薬剤師は患者さんの好みや薬物動態を勘案して剤形変更を提案している，ということを医師は考えられているでしょうか．

「④ **チームワークを機能させる**」の原則をいかすならば，各専門職間のコミュニケーションや議論を積極的にファシリテートすることが重要です．例えば，多職種合同カンファレンスを提案したり，そうした話し合える場をつくったりすること自体がファシリテーション，すなわちお互いの議論を円滑に進め促進することにつながります．ケアマネジャーから相談の電話があった時点で一度話し合いの場を設ける必要があるか考えてみましょう．

「⑤ **協働型リーダーシップ**」において，自分はリーダーではないから無理，やる必要はない，と考えるのはちょっと違います．リーダーは1人でも，リーダーシップはすべてのメンバーが状況に応じて発揮できることが理想です．問題に対して誰も積極的に動かずに問題がそのままになっているときこそ，この協働型リーダーシップを実践するべきときです．チームとして協働して意思決定できるように自ら主体的に働きかけることが重要なのです．ケアマネジャーから相談を受けた薬剤師は，率先して合同カンファレンス開催を提案するということができたかもしれません．

「⑥ 専門職間の対立解決」は，対立が起きていると認識したとき，それを見て見ぬふりをしないで，建設的に対応することをさします．対立を顕在化させそれに対処することは確かに難しいのですが，そのために患者さんや家族が被害を被っては元も子もありません．特に，**異なる目標や役割の不明確さ，権威勾配といったことが原因となり対立が起きているときには，それらを認識し特定すること，それに対して建設的に話し合うこと**が求められます．もし多職種合同カンファレンスなどで，自由に意見を述べ合える機会があれば，対立を対立のまま終わらせるのではなく，その背景として，お互いの目標が異なっていなかったかを確認したり，お互いの役割や責任を確認したりするとよいでしょう．権威勾配がある場合は，自分の考えを言葉にすることは本当に難しいと思いますが，このようなことも安全に話し合えるようになることが，理想的なIPWと言えます．特に介護職は，医療職（医師や看護師）に対して本音を言いにくいという権威勾配を感じやすいものです．医療職側は自らの権威勾配に対して自覚的になり，相手への配慮あるコミュニケーションをとること，また安心して自由に意見を表明できる場づくりをすることが求められます．先ほどの事例では，電話を受けた医師がケアマネジャーに「率直に相談してくれてありがとうございます」という一言を入れるだけで違ったのではないでしょうか．

▶ **これだけは押さえておきたいポイント**
　対立の背景となっている「異なる目標」や「役割の不明確さ」，「権威勾配」などに注目して，それらを認識し，建設的に対処しよう！

IPWに関するある事例（その後）

　がんで在宅療養中の患者マツさんについて，ケアマネジャーは訪問看護師にも意見を聞いてみたところ，やはり内服回数が多くなっており，疼痛コントロールも不十分なのではないか，という意見でした（① **専門職間コミュニケーション**）．薬剤師にももう一度電話してみたところ，実は同じ意見だったのですが，医師に対して意見を主張しづらいということを漏らしていました．ケアマネジャーは，在宅主治医が患者のQOLの状態や，他の専門職の考え

について十分に把握していないのではないかと考え，率先して合同カンファレンスの開催を提案しました（**⑤ 協働型リーダーシップ**）．合同カンファレンスの冒頭に，ケアマネジャーは「今回，お互いの専門職の視点をもち寄り，相手の意見を尊重しながら，積極的に自分の考えを共有しましょう」と呼びかけ，ファシリテーションを行いました（**④ チームワークを機能させる**）．また，合同カンファレンスの場に家族を同席させ，家族の意向を聞くだけでなく，意思決定に巻き込む努力をしました（**② 患者・家族・地域住民中心のケア**）．その結果，患者本人と家族の希望もあり，鎮痛薬の貼付剤への変更の方針となり，マツさんのQOLも改善しました．医師からはケアマネジャーに対し「カンファを通して，マツさんや家族のご希望，また他職種の考えがよく理解できた．どうもありがとう」という言葉が聞かれ，ケアマネジャーは胸をなでおろしました．

5 おわりに

これまで，医療職と介護職が連携する具体的な事例をもとにして，IPW阻害要因とIPWコンピテンシーについて学んできました．このような枠組みに沿って考えていくことで，現場で悩んでいる介護職や医療職の方々が，なぜ連携がうまくいかないのか，その背景や原因が理解できるようになると思いますし，解決に向けて前進することができると思います．しかしながらIPWの学習は，知識・技能・態度・価値観・判断を含む相互的で継続的な学習であり，状況依存性も高く，難しい学習であることは確かです．現場の専門職の方々にとって，理想的な患者さん・家族中心のケアに向かうIPWを実現するために，本稿が少しでも役に立つことを願っています．

文　献

1) 「IPWを学ぶ-利用者中心の保健医療福祉連携」（埼玉県立大学/編），中央法規出版，2009
2) 「チームステップス［日本版］医療安全-チームで取り組むヒューマンエラー対策」（東京慈恵会医科大学附属病院医療安全管理部/編），メジカルビュー社，2012
3) A National Interprofessional Competency Framework, Canadian Interprofessional Health Collaborative (CIHC), 2010
   http://www.cihc.ca/files/CIHC_IPCompetencies_Feb1210.pdf

実践編

4 こうすれば多職種で患者が見えてくる！
～見える事例検討会®の実際

八森 淳

1 はじめに

　患者さんの抱えるさまざまな問題を多職種で共有し，短時間で解決策を見つけられるとよいと思いませんか？　本稿では，患者さんを取り巻く状況の全体像を多職種で把握し，いろいろな領域の課題同士のかかわりを読み解くことによって，根底にある課題やその解決策が見えてくる実践的な事例検討と解決の手法として「見える事例検討会」を紹介し，事例をもとに解説していきます．「見える事例検討会」は多職種連携を実際につくりあげる手法としても活用できます．

　※「見える事例検討会®」ならびに「見え検®」は八森　淳，大友路子に帰属する登録商標です．「マインドマップ®」ならびに「Mind Map®」は英国 Think Buzan の登録商標です．本稿では®を省略して記載します．

事例：近隣トラブルのある独居の認知症高齢者の支援

事例提供理由：
1. 本人に物忘れがあるが，自覚がなく，近隣トラブルが多い
2. キーパーソンのかかわりが薄い
   （家族図を図1に示します）

72歳，独居の女性，路子さん（仮名）．公営住宅の4階に住んでいます．ADLに問題はありません．糖尿病と脂質異常症があり，3年前から記憶の障害も出はじめ，服薬管理がうまくできなくなり，またゴミ出しができず近所トラブルが起きるなどの生活上の問題も出てきました．そのため，他市に住む娘さんの家の近くのNクリニックのもの忘れ外来に月に1回通院しています．

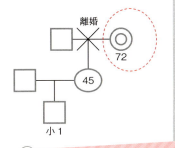

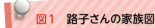
図1　路子さんの家族図

　近所トラブルや介護サービスの拒否もあるため，娘さんもどうしたらいいかわからず，1カ月前に地域包括支援センターに相談に来ました．ところがその後，地域包括支援センターから娘さんに連絡しても会うことができず，電話だけのやりとりになってしまい，娘さんはあまり積極的にかかわってくれません．そのような状況で路子さんの生活状態はますます悪化し，近所トラブルもさらに増えてくるようになり，地域包括支援センターの主任ケアマネジャーが事例検討会で多職種の皆さんに相談することになりました．

2 見える事例検討会の概説

1) 見える事例検討会と3つの目的

　「見える事例検討会（通称：見え検）」は，**多職種・多部門**で行う事例検討会を可視化（見える化）したものです．独自の進行手順とファシリテーション手法に基づき進めます．表記方法として，思考ツールであるマインドマップをもとに事例検討用に開発した**「見え検マップ」**と**「アクションプラン型エコマップ（見え検式エコマップ）」**を用いて行います（後述の**図2，7**を参照のこと）．これは全体を俯瞰して見られる**可視化ツール**です．多職種・多部門の参加者が情報・状況を共有し，課題や可能性の分析を行い，解決の糸口を見つけ，アクションプランをつくっていくという事例検討やカンファレ

ンスの手法です．支援困難な事例でも短時間でアクションプランにもっていくことができるため実践的です．

　見える事例検討会の目的は3つあります．① 課題の解決（実際に検討会で一定の方針や解決策を出します），② 援助技術の向上（包括的な視点・多職種の視点から検討することで，新たな気づきや具体的な連携のしかたを学びます），③ 支援ネットワークの構築（実際に課題を解決していくための，多職種ネットワークを構築します）です．

　所要時間は90分．工夫や慣れによっては60〜45分まで短縮ができると思います．参加者は医師，歯科医師，看護師，訪問看護師，薬剤師，地域包括支援センターの職員，ケアマネジャー，介護士，弁護士，司法書士，行政職，地域ボランティアなどの多職種（事例にかかわっていない人も含む）で，30名以内が意見を言いやすい人数です．それ以上になったら，複数のグループに分かれて別々の事例を検討することを勧めています．

　病院の退院支援にも有効です．退院支援で用いる場合，見え検マップと進行方法を変え，20〜30分で行っています．

2）「見え検マップ」と「見え検式エコマップ」とは

　対象となる事例の状況を把握するために，ホワイトボードに規定のテンプレート（**見え検マップ：図2**）に基づき情報を書き出していきます．「見え検マップ」は，認知症の方の検討の場合，あらかじめ定めた8つの領域〔① プロフィール，② 生活（IADL：手段的ADLなど），③ 経済，④ 地域，⑤ 環境，⑥ 介護，⑦ ADL，⑧ 医学的情報〕について**文章ではなく，キーワードとなる単語を記述**していきます．そのほか，緩和ケアや退院支援のテンプレートなどもあります．

　まず，ファシリテーターが基本的な情報のみを短時間で聞いていきます．見え検マップは，思考ツールであるマインドマップを援用し作成しているためか，必要な情報や自分の関心のあることなど，参加者から質問が自然と出てきます．その参加者の質問に答えた内容をマップに記載していきます．情報がどんどん増えてくるプロセスのなかで，参加者は事例の状況をイメージでき，「会ったこともない人なのに，何だか会ったことがあるような気がしてくる」といった感覚をもつようです．ホワイトボードにかかれた見え検マッ

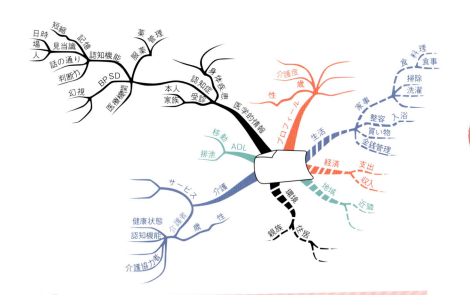

図2 認知症版見える事例マッピング・テンプレート（見え検マップ）
ファシリテーターからの概要質問と参加者からの質問に答えた情報を8つの領域に分けて，放射状に単語で記載していきます．情報収集の途中で「本人の言う言葉」を中央に記述します．文献1より引用

プを，視点を1つにして見るために，一体感が生まれる効果があります．

　見え検マップは，放射状にかいていくため，複数領域の情報をつなぎ合わせて思考しやすく，"包括的に状況が見えてしまう"効果があり，認知症の方の在宅支援など複数領域の課題が複雑に絡み合うような状況で大きな力を発揮します．

　見える事例検討会では，見え検マップを使って検討し，課題と解決策まで導き出した後に，1つ1つの解決策を具体的にどの手順で解決していくかのアクションプランを立てていきます．複数の解決策があげられた場合，参加者といくつか選択して行うこともあります．その際に，解決策のアクションプランごとに，エコマップの中にその手順を番号付けして示していく，**アクションプラン型エコマップ（見え検式エコマップ）**を用います．これにより，具体的に誰がどの順で何をするか，そして誰が新たにかかわるかが見えてくるので，実際の動きにつながり，事例が動いていくわけです．

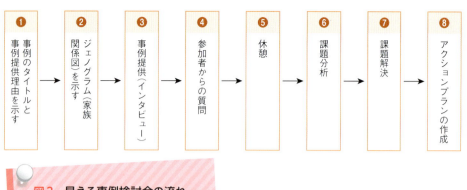

図3　見える事例検討会の流れ
文献2より引用

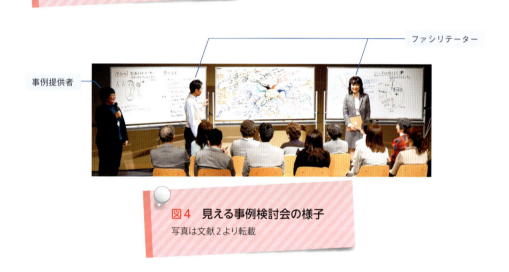

図4　見える事例検討会の様子
写真は文献2より転載

3）見える事例検討会の流れとファシリテーション（図3，4）

　見える事例検討会のファシリテーションは聞き手と書き手の2人で行い，大きく分けて8つ（図3），細かく分けると30の手順に沿って進めるとできるように構成されています（2日間の見える事例検討会ファシリテーター養成講座でファシリテーターの養成を行っています）．2人で行うことで，テンポよく進められ，場の転換をしやすくする効果があります．さらには，思考ツールである見え検マップが参加者の思考を促進してくれますので，ファシリテーターは，**テーマを決めて問いかける必要はなく**，**参加者の質問や議論**

特　徴	効　果
❶事例に関する配布資料なし	❶事例提供者の事前準備や負担が少ない
❷独自のマッピングで全体を見える化する	❷事例の全体や根底にあるものが自然に見えてくる
❸ファシリテーターが2人＋1（見え検マップ）（もう1つのファシリテーターである見え検マップが参加者の思考を促進します）	❸ファシリテートも容易で，皆で考える雰囲気が出る
❹事例提供はファシリテーターからのインタビューをもとに参加者からの質問で行う	❹事例提供者の思考にとらわれず，さまざまな意見も出やすい
❺事例に直接かかわっていない人も参加する	❺新しい視点が生まれ，課題の解決に結びつきやすい

図5　見える事例検討会の特徴と効果
文献2より引用

の重なりの流れのなかで進めていくことができます．しかも，**全体思考が促され，多職種のいろいろな視点が重なることで**，参加者それぞれが個別に考えていても見えてこなかったような課題同士の関係性が見えてきたり，解決策が生まれてきたりします．

最後に出てきたアクションプランを，誰が何をどの順番で行うかというところまで具体的につめて，**見え検式エコマップを完成させ，実現可能なプランを考えます**．

4）見える事例検討会の主な特徴5つとそれらによる効果

見える事例検討会の特徴と効果を図5に示します．見える事例検討会は，多職種で行うもので，状況と議論を見える化し，実際に課題を解決する検討会です．そのうえ，**事例提供者の負担が少なく**，終了時には実際に課題の解決策が見えるだけでなく，そのための協力者が見えてくることも大きな特徴と言えます．さらに，参加者が一緒に取り組める**多職種のチームとなって機能していく効果**があります．

3　見える事例検討会の実際

図3の流れに沿って進行します．

1）事例提供

概要のみをファシリテーターがインタビュー形式で聞き取ります．

得られた情報は，その内容に応じてテンプレート（**図2**）上の8つの領域に分類され，ブランチ（にょろにょろの枝）上に書き出されていきます．

書き出していく様子を簡単に次に示します．

① **図2**のテンプレートをあらかじめ，ホワイトボードにかいておきます（開始時は情報は書かれていません）．

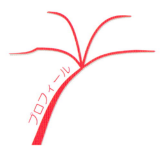

② ファシリテーターがプロフィールについて，年齢，性，要介護度はどうかを質問して，答えてもらった内容を単語で記述します．

残りの7つの領域についても，大まかな概要のみを，**図2**のテンプレートに沿ってごく簡単にファシリテーターが質問し，記述していきます．

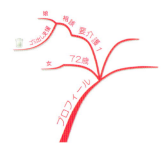

③ 8つの領域について，概要のみ聞いた後に，参加者から質問を受けます．今回の事例では，参加者から「職業は何ですか？」という問いに「ビルの清掃員で5年前まで勤務されていました」と回答されたので，その内容を見え検マップに付け加えます．

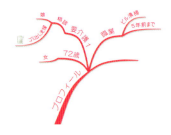

④ さらに参加者からの「楽しみなどはありますか？」という質問に，「映画や編み物が趣味で，それが本人の楽しみのようです」という回答がされたので，見え検マップに情報を追

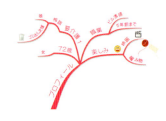

加しておきます．

参加者からの質問は，どの領域の内容でもかまいません．質問により出てきた情報を8つのブランチ（領域）に分類して記載していきます．

2) 課題分析と課題解決

参加者からの質問で十分に情報が得られたら，課題分析と課題解決に移ります．

参加者から，課題や解決策をあげてもらいます．

議論して得られた分析や状況の要約，解決策など議論の内容は関係する領域のすぐ外側にオレンジ色のペンで書き出しています．

3) 議論のまとめ

最後に出てきた意見を課題同士の関係性などを含めてまとめて，解決策を整理していきます．検討会のなかでくり返されたり強調されたりしたキーワード（見え検マップの中に赤とオレンジの四角枠，アンダーラインなどでマーキング）を，オレンジ色のペンで関係する領域のすぐそばに書き出したり，矢印などで関連付けたりして，参加者からあげられた課題や分析内容，解決策を一定の読み解きの方法でまとめていきます．読み解きの方法はファシリテーター養成講座などで習得していきます．冒頭にあげた事例において，議論した見え検マップの最終形を書き落としたものを図6に示します．今回の事例では，参加者の検討内容を，ファシリテーターが以下のようにまとめました．

- 路子さんは認知機能の低下により，日常生活が成り立たなくなってきていて，服薬や金銭の管理もできず，火の不始末もあります．援助が必要ですが，娘さんは家庭の事情などから実際の支援ができない状況です．そんななか，昔からの知り合いの女性Aさんが世話をしてくれているようですが，近所とのトラブルも増え，支援が難しい状況になってきているのではないかという皆さんの意見でした．そんな女性Aさんに対して，以前からの関係もあって娘さんからの挨拶やお礼もされていません．

主治医の精神科医も，娘さんや本人から生活の実態が伝えられておらず，

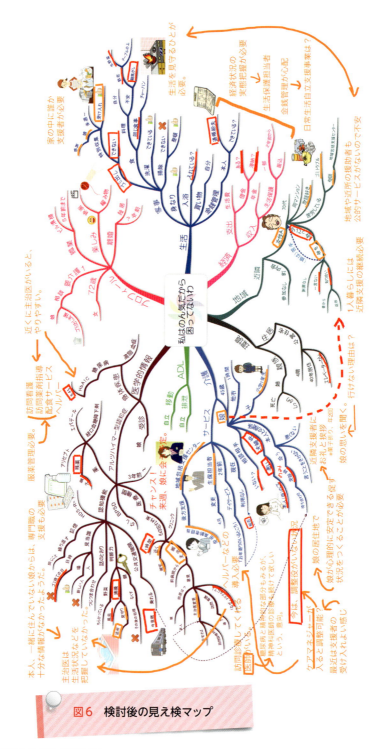

図6 検討後の見え検マップ

認知症によって生活に大きな支障が出てきていることを知るすべもありませんでした．

- 解決策として，次のようなことがあげられました．最近，路子さんはゴミ出しの支援なども受け入れているので，ゴミ出し支援からヘルパーの導入を行い，そこから生活実態を把握するという意見が出されました．また，今回得られた情報を主治医に届けて状況を説明すれば，この主治医の先生なら後押しをしてくれそうだという話でした．
- 在宅生活を続けるとすると，近隣の支援は重要で，女性Aさんの存在は大きいというボランティアさんからの話もありました．そのため，地域包括支援センターの方やケアマネジャーになる方が支援しながら，娘さんに女性Aさんにお礼と今後のお願いをしてもらう．その際，近隣の方などにも一言入れてはどうかということでした．また，近隣の支援者は，公的なサービスが入ることで安心して見守り，協力できるという状況があるというボランティアさんの発言もありましたので，介護サービス導入をした際には，近隣にもその旨を娘さんから伝えてもらうのがいいということでした．
- 一方，娘さん自身も母親のことで夫との関係が悪くなり，実家にも行きにくいのではないかという意見も出されました．娘さんにもいろいろな負担や思いもあるでしょうから，地域包括支援センターの方やこれからかかわるケアマネジャーの方が娘さんの話を聞くことも重要だという意見がありました．
- また，今後の認知症の悪化や糖尿病のコントロールのために，近くにかかりつけ医をもつべきかどうかも主治医に相談してみては，という提案がありました．主治医が近くにいると，訪問薬剤指導や訪問看護などの導入や情報共有もしやすくなり，薬剤師さんや訪問看護師さんもかかわりやすくなるというお話をいただきました．

これをもとに作成した2つのアクションプランについて，図7に示します．

4) 参加者やかかわる支援者の気づきと感想

●参加していた医師（主治医ではない）：

医師が知らない，診療をするうえでも重要な情報が結構あると思いました．例えば，服薬の管理ができていなかったり，火の不始末があったり，金銭管

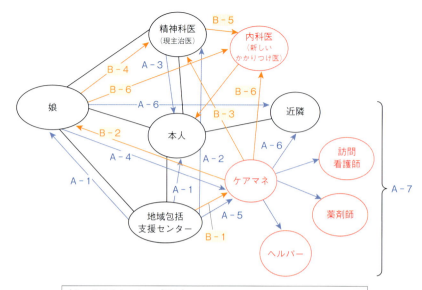

〈2つのアクション・プラン〉
A：介護保険の利用と近隣支援の依頼
　　（最終的に本人，娘さん，近所，ケアマネジャーがいい関係をつくる）
B：医療者に生活情報を届ける
※AのあとにBを行うこととした．

Aのプランについては以下のように議論されました．
A-1：まず事例提供者の地域包括支援センターの方から本人と娘に，現在の主治医の精神科医に情報提供してもいいかを確認する．
A-2：地域包括支援センターの方から精神科医に現在の生活状況などを伝え，介護保険サービスの必要性について，精神科医から本人に説明してもらうように依頼する．
A-3：その精神科医から本人に，介護サービスの利用の必要性やメリットについて説明し，納得してもらう．
A-4：娘がケアマネジャーを選んで依頼し，状況を説明する．
A-5：依頼されたケアマネジャーに地域包括支援センターからも状況を説明する．近隣支援してくれている方の情報も提供する．
A-6：娘とケアマネジャーから，近隣のAさんに，日頃のお礼と今後の見守りもお願いし，緊急連絡先などを伝える．
A-7：必要な介護サービスを依頼する．

図7　アクションプラン型エコマップ（見え検式エコマップ）
赤色の登場人物は検討会で新たに今後かかわるように考えた方々です．数字はそれぞれのアプローチを進める順番

理ができていないことや，支払いの滞納があること，通院で同伴していた娘さんが実際には家の様子を把握していなかったことなどです．やはり，多職種連携による情報共有も必要ですし，多職種で議論して課題のつながりを整理することで，見えてくることがたくさんあると思いました．

●地域包括支援センターの主任ケアマネジャー（事例提供者）：

女性Aさんや近隣の方々に支援をお願いして，地域の見守りをつくっていこうと思っていましたが，やはり，家族である娘さんにかかわってもらう必要があることを改めて感じました．娘さんにアプローチをして，まずケアマネジャーを決めてサービス利用を開始すること，女性Aさんに挨拶に行くことなどを支援していきたいと思いました．経済状況については借金の状況の確認など早く対応していく必要があると思いました．また主治医にもこのマップを見せて説明したいと思います．

●精神科の主治医（当日は検討会には参加できず，後日報告した際の感想）：

交通機関も利用して毎月受診しているし，娘さんもかかわっていると思っていました．ですので，生活がこんなに破綻しているとは思わなかったし，生活保護担当者もついているので経済的な問題があるとは思ってもいませんでした．娘さんの精神的支援も必要だと思いました．介護保険サービスの利用や，近くにかかりつけ医をもってもらうことなども早く進めていきたいと思うので，私からも娘さんに，認知機能の状態とこれからのことなどお話したいと思います．

4 広い分野での応用が可能
〜緩和ケアや退院支援の場面でも〜

本稿では認知症の方を主な対象としたテンプレートで事例を紹介しました．私たちが検討を行うなかで多領域の課題同士の関係を読み解く必要があり，多職種での検討や具体的なアクションプランの作成が必要とされる事例で多いのは認知症の方，緩和ケアや終末期ケアを受ける方々，退院支援の対象となる方々の事例です．緩和ケア，終末期ケアでは，トータルペインやアドバンス・ケア・プランニングを意識したテンプレートで検討していきます．こ

れにより，本人のスピリチュアリティにアクセスしやすくなり，結果，本人や家族だけではなく，支援する医療者やケアにあたるスタッフも不全感を残さずにかかわれ，チームとして機能できるようになります．

また，退院支援では，退院が困難となるいくつかの要素について，検討できるようにテンプレートを設定し議論するため，早く，よい状況で退院できる効果があります．単に早く退院できるだけではなく，また情報の共有だけではなく，目的や方向性そして本人や家族，そしてスタッフの思いをつなぐことで，よりよい退院支援にもつながります．

5 まとめ

在宅医療，在宅ケアの場面や，入院から在宅につなぐ退院支援の場面で，多職種の連携による課題解決が求められています．限られた時間のなかで多職種で議論し，全体像を1つの視野で把握し，実際の課題解決までつなげる手法として「見える事例検討会」を紹介しました．ダイナミックに議論が展開され，**議論のなかの発言から互いの信頼が生まれる構造があり，それがチームをつくる大きな要素となり多職種連携ができる**ため，多職種のチームづくりにも効果的です．ぜひ，在宅診療の場面や病診連携，医療・介護・福祉の連携が必要な場で使っていただければと思います．さらに詳しく知りたい方，実際に見える事例検討会に参加したい方は下記までご連絡ください．

問い合わせ：mieru-jirei@h2oir.com
情　　報　：https://www.facebook.com/mierujirei

文　献

1）「見える事例検討会® ファシリテーター養成講座テキスト（改訂版）」(八森 淳，大友路子/著)，エイチ・ツー・オー綜合研究所，2014
2）「多職種による見える事例検討会® ファシリテーター・マニュアル（改訂版）」(八森 淳，大友路子/著，エイチ・ツー・オー綜合研究所，2012
3）「みんなでつくる地域包括ケア 見える事例検討会®」(八森 淳，大友路子/著)，メディア・ケアプラス，2015

実践編

5 薬剤師さんと もっと連携しよう
〜薬剤師さんは訪問診療における大切なパートナーです

八田重雄

1 はじめに

　訪問診療における薬剤師の役割は何でしょうか？役割というと薬の配達，残薬確認や服薬指導しか思い浮かばない医療者は多いと思います．実際にケアマネジャーや訪問看護師などから**「薬剤師さんに何をお願いすればよいのかわからない」**との話を聞くこともあります．しかし，訪問薬剤師の業務はそれだけではありません．

　在宅医療の現場では治療薬の効果および副作用の評価・検討，患者さんの状態に合わせた処方提案などを行うことも薬剤師の役割の1つです．そして，薬剤師が患者さんの自宅に訪問してこれらの業務を行うことを**在宅患者訪問薬剤管理指導**（以下，訪問薬剤管理指導）と言います．

　本稿では，クリニック薬剤師の立場から，在宅医療にかかわる医師の方に知っておいていただきたいことをお伝えします．症例を通して訪問薬剤師の実際の役割を提示して，在宅ケアチームメンバーの一員である訪問薬剤師との連携について説明します．

2 訪問薬剤師への依頼はどうすればいいの？

こんなケースがあったとします．

82歳男性．虚血性心筋症，慢性心不全，糖尿病にて近くの総合病院循環器内科に通院中でしたが通院困難となったため，訪問診療の依頼がありました．初回訪問診療時に医師が処方箋の取り扱いに関して患者さんと奥様に相談したところ，かかりつけ薬局があるとのことで，訪問薬剤管理指導を依頼することになりました．

このケースでは，かかりつけ薬局があり，かつ訪問薬剤管理指導を行える薬局でしたので依頼がスムーズでした．また，かかりつけ薬局の介入により，今までのアドヒアランスや他院での処方内容に関して医師に情報提供があり，その後の内服管理や残薬調整に有益でした．では，訪問薬剤管理指導の依頼はどのようにすればいいのでしょうか？

a. 訪問依頼のしかた

訪問薬剤管理指導・居宅療養管理指導（前者は医療保険に基づくもの，後者は介護保険に基づくもの）の依頼に関しては，医師の指示型，薬局提案型，ケアマネジャー提案型，多職種提案型の4パターンがあります（図1）．ほとんどの訪問依頼に関しては，医師の指示型（図1A）であり，医師・歯科医師が薬剤師に訪問の指示を行い，薬剤師が患者さんまたは介護にあたる家族の同意を得て訪問薬剤管理指導・居宅療養管理指導を開始するというものです．**訪問の指示は，処方箋の処方欄または備考欄に「訪問指示」，「薬剤師居宅療養管理指導指示」といった指示を記載し**，訪問薬剤管理指導指示書・情報提供書[2]（図2）を薬局に提出することで行われます．これを受けて薬剤師は，**初回訪問時に残薬や併用薬の確認など（表1）を行い，薬学的管理指導計画書や報告書を医師へ提出します**[2]．

b. 依頼可能薬局を探す

訪問薬剤管理指導を依頼する薬局は，患者さんが選択することが大前提です．最近では，かかりつけ薬局をおもちの患者さんも多いです．ほとんどの都道府県薬剤師会では，「在宅患者訪問薬剤管理指導」の届け出をしている

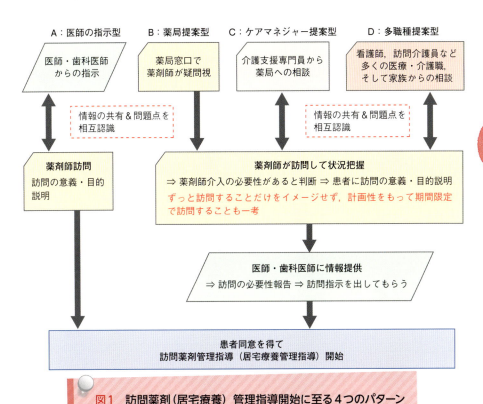

図1　訪問薬剤（居宅療養）管理指導開始に至る4つのパターン
文献1より引用

薬局リストを整備しており，そのなかから地域の薬局を探すことができます．しかし，届け出をしていても実際には薬剤師の人員や時間的問題で対応が難しい薬局もあります．そのため，私が勤務するクリニックでは地域の薬局に赴き，訪問薬剤管理指導実施状況，医薬品在庫状況，中心静脈栄養対応可否，特定保険医療材料・衛生材料対応可否，対応時間などを確認し情報交換を行い，依頼可能薬局を把握しています（**表2**）．**ケアマネジャーや訪問看護師が依頼可能薬局を把握していることも多く**，依頼先を検討する際には相談するとよいと思います．

訪問薬剤管理指導指示書・情報提供書

依頼年月日 平成　年　月　日
（医療保険・介護保険）適用（いずれかに○印を）

	薬局　　　　　様	医療機関名： 住所： 電話：　　　　　　　FAX： 医師名：　　　　　　　　　　印
患者情報		氏名　　　　　　　　　　　　　様　　　性別（男・女） 生年月日　明・大・昭　年　月　日　歳 住所 TEL □ 運動機能障害 無・有（　　　　　　　　　　　　　　　　） □ 寝たきり度（ランク　　　　　） □ 認知症自立度（ランク　　　　） □ 嚥下障害　□ 失語症　□ 視覚障害　□ 聴覚障害 ※介護度： 要支援 1・2　要介護 1・2・3・4・5 □ その他、必要事項（移動、食事、排泄等） （　　　　　　　　　　　　　　　　　　　　　　　）
多職種連携		□ ケアマネジャー（事業所名　　　　　） □ 訪問看護（事業所名　　　　　） □ その他（事業所名　　　　　）
主な疾患名（既往歴）		
告知等		□ 悪性疾患の場合： 有、無 □ その他（　　　　　　　　　　　　　　　　　　　　）
最近の患者の状況、診療経過等		
使用薬剤等		
訪問薬剤指導（居宅療養指導）により依頼する内容		□ 処方せんによる調剤上の指導（とくに　　　薬に対して） □ 服薬状況の確認　□ 薬剤管理状況の確認　□ 調剤方法の検討 □ 副作用のチェック　□ 薬剤の重複投与、相互作用等の回避 □ 服薬によるADLへの影響 □ 介護者への負担軽減 □ 居宅における薬剤の保管・管理に関する指導 □ 使用薬剤の有効性に関するモニタリング □ 使用薬剤、用法・用量等に関する医師等への助言 □ 麻薬製剤の選択および疼痛管理とその評価 □ 在宅医療機器、用具、材料等の供給 □ その他、必要事項(不要薬剤等の廃棄処理、廃棄に関する指導等) （　　　　　　　　　　　　　）
特別な医療 □ 該当なし		□ 経管栄養　□ 疼痛の管理　□ 褥瘡の処置　□ ストーマの処置 □ カテーテル（バルーンカテーテル、留置カテーテル等） □ 点滴の管理　□ 中心静脈栄養　□ 人工呼吸器 □ その他（　　　　　　　　　　　　　　）
その他		

図2　訪問薬剤管理指導指示書・情報提供書
当クリニックで使用している書式

表1 初回訪問時の訪問薬剤管理指導の内容

- 残薬状況,保管状況,併用薬の確認
- 服薬状況が悪ければ,その改善策の検討
- 調剤方法の確定
- 使用している薬への理解度の向上
- 薬効・副作用などのチェック
- 体調(食事・排泄・睡眠・運動・認知機能など)を把握し,薬の影響を評価

文献1より引用

表2 依頼可能薬局のリスト化(例)

地域	薬局名	訪問指導	訪問指導実績	訪問手段	医療用麻薬在庫	無菌調整	輸液供給	衛生材料
A	○△薬局	○(時間外対応スムーズ)	居宅	車	有(注意)	不可	不可	可
A	○○薬局	△(薬局内意見の相違あり)	居宅	自転車	無	不可	不可	応相談
A	○△ファーマシー	×(施設重視)	施設のみ	車	有(門前)	不可	可	可
B	○□薬局	○(依頼距離注意,慢性期)	居宅	自転車	有	不可	不可	応相談
B	△○薬局	○(ターミナル可)	居宅,施設	車	有	可	可	可

3 具体的にどんなことをしてくれるの?

　前述のように,訪問薬剤師の役割と聞かれると外来での延長線として調剤と服薬指導が思い浮かぶと思います.しかし,在宅医療の場ではアドヒアランスの確認と指導・改善が重要な役割で,薬物治療介入への第一歩であり,残薬問題への対応にもなります.病棟薬剤師(臨床薬剤師)と同様に患者宅ベッドサイドでの薬物治療モニタリングという役割などもあります.

a. ポリファーマシー(多剤併用)への対応

　在宅医療の現場では,高齢患者が多く,併存疾患のある方も多いため1人

あたりの服用医薬品数も多くなります．また，加齢に伴う薬物の代謝・排泄能低下にあわせた用量調整も必要となり，使用している医薬品すべてについて相互作用の確認，副作用評価などを医師のみにて把握・評価するのは難しいと思われます．以下に訪問薬剤師が介入した例をあげます．

介入例

〈ケース1〉
陳旧性心筋梗塞，慢性心房細動にて訪問診療中の80歳女性で，訪問中に徐脈傾向が認められました．そこで担当薬剤師は，アプリンジンの減量と血中濃度確認を医師へ依頼．確認の結果，アプリンジンの血中濃度は高値を示しており，徐脈に関しては減量により改善傾向がみられました．

〈ケース2〉
慢性呼吸不全にて在宅酸素療法を行っている78歳男性で，ふらつきが強いとの訴えがありました．ハロペリドール0.75 mg/日，ブロチゾラム0.25 mg/日を内服していました．医師は薬剤性のふらつきを考え，訪問薬剤師とも相談し服用状況を確認しながら漸減・中止を行いました．

このほかにも訪問業務に薬剤師が携わることにより残薬問題の改善が認められ，投与日数調整などにより節減効果が報告されています．ポリファーマシーは残薬問題とも密接に関係しており，ポリファーマシーの是正が残薬問題解消の1つの手段です．

ポリファーマシーの問題に関して，訪問薬剤師が介入する意義は大きく，種々の介入方法が報告されています．また，高齢者に対する適正処方のためのスクリーニングツールが報告されています（表3．資料編-3「ポリファーマシー防止のためのチェックリスト」も参照）．なお，薬剤師は，添付文書上の禁忌や慎重投与などの項は理解できていますので，簡便な方法としてMAI（medication appropriateness index，表4）があり，その場で簡単に評価ができます．

残薬問題を効果的に解決するためにも，薬剤師による訪問業務のさらなる質的向上（医薬品の効果・副作用評価能力の向上，多職種連携の推進など）

表3 高齢者に対する適正処方のためのスクリーニングツール

- STOPP (screening tool of older person's potentially inappropriate prescriptions) criteria
- START (screening tool to alert doctors to the right treatment) criteria
- Beers Criteria
- 高齢者の安全な薬物療法ガイドライン2015
- MAI (medication appropriateness index)

表4 MAI (medication appropriateness index)

- ✓ 薬の適用はありますか
- ✓ その状態に薬物治療が効果的ですか
- ✓ 用量は正しいですか
- ✓ 指示は正しいですか
- ✓ 指示は実用的ですか
- ✓ 臨床的に有意な薬物間相互作用はありませんか
- ✓ 臨床的に有意な薬物・疾患/病態相互作用はありませんか
- ✓ ほかの薬剤との不必要な重複はありませんか
- ✓ 治療期間は許容できますか
- ✓ この薬はほかの同効薬と比べて安価ですか

文献2より引用. あくまで現場で確認する事項である

が必要と思われます.

b. ターミナル患者への介入

近年の在宅医療では医療用麻薬を用いた緩和医療も行われています. 以下に示すがん患者さんへの介入例を通して, 退院時・初回訪問時・訪問診療中のかかわり (在宅中心静脈栄養, 医療用麻薬, 医療材料などの導入検討や提供), 多職種連携のなかでの訪問薬剤師の役割を説明します.

> **症例**

〈プロフィール〉
　75歳，男性
　主な診断名：膵臓尾部癌（stage Ⅳb），胃直接浸潤，腹膜播種
　既往歴　　：糖尿病

〈身体機能・身体構造〉
　疼痛は認められるがアセトアミノフェン・トラマドール（トラムセット®）使用で自制内．左鎖骨下にCVリザーバーポート留置（中心静脈栄養）．仙骨部褥瘡

〈活動・参加〉
　基本動作：日常は，ベッド上であるが寝返りから起き上がりまでは自立．
　　　　　　端坐位は自立．移乗動作は，見守りから軽介助で可能．
　ADL　　：ズボン操作や清拭に介助．排泄はトイレ使用．入浴はシャワー．
　　　　　　経口摂取はパンを1～2個/日．

〈環境因子〉
　自宅　　：持家（マンション）
　家族構成：奥様と長男（同居），長女（海外在住），飼い猫

1）退院時カンファレンス

　私が病院勤務時代にクリニックで訪問診療研修を行ったときに一番感じたことは，病院から在宅への移行時における情報の共有不足でした．それには，医療従事者間の治療に関する情報だけでなく，患者さんや患者家族に対する病状説明などの情報も含まれます．患者さんが安心して在宅医療を受けるためにも，退院時カンファレンス（退院時共同指導）に訪問薬剤師も参加することが必要です（図3）．

　本症例に関しても，退院時カンファレンスが行われ，中心静脈栄養管理中であり「積極的な治療はせず，最期まで苦痛のない生活を家族と愛猫とともに自宅で過ごす」という患者さんの希望やプロフィールなどを多職種間で情報共有しました．前述の通り，退院時カンファレンスには訪問薬剤師も参加することが望ましいですが，今回は薬局内の人員と時間的問題により参加す

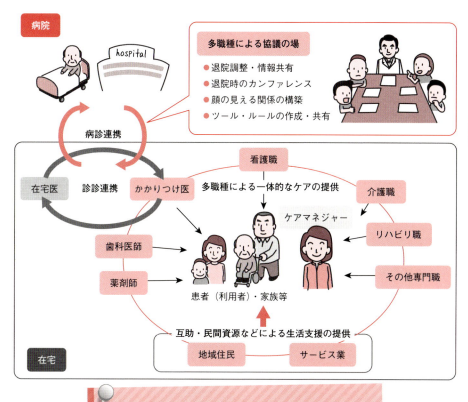

図3 病院から在宅への移行にかかわる職種・組織
文献3を参考に作成

ることができませんでした．なお，このような場合でも当クリニックでは，訪問診療に同行しているクリニック薬剤師が参加することにより処方内容や必要な医療材料を把握し，訪問薬剤師とも連携し情報共有を行っています．

現在，在宅中心静脈栄養用輸液セットなどの特定保険医療材料は，病院・診療所から供給することもできますが，薬剤とともに処方箋に記載されることにより薬局からも患者さん宅に供給できます．また，輸液ポンプなどの手配も行う薬局もあり，**中心静脈栄養内容の評価・検討を含め，訪問薬剤師が活躍できる領域**でもあります．

本症例のように時間的問題などにより退院時カンファレンスに出席することが困難な薬局もあります．しかし，退院時カンファレンスは処方内容や医

学的内容を把握できるだけでなく患者さんや家族の想いを傾聴でき，他職種との連携も行える絶好の機会です．出席することにより，その後の訪問薬剤管理指導の際に自分の役割を認識し効率的に業務が行えますので，ぜひ薬剤師の参加を促してください．なお，退院時カンファレンスについては，実践編-1「やってますか？ 退院時カンファレンス」に詳しい解説があります．

2）初回訪問

　初回訪問の際には退院時カンファレンス後から退院までの間の患者状況の変化や問題点，居住環境などを把握し，今後の在宅医療での目標などを情報共有します．このときに訪問薬剤師が同行することにより，退院時の薬などを整理・確認し，処方内容を評価・検討して医師に情報提供ができ，継続的介入のはじまりとなります．

　本症例では，訪問薬剤師が医師の訪問の数時間前に患者さん宅に伺い，患者さんや家族と面談して退院時の薬などの確認，訪問看護師との情報共有を行っていました．訪問薬剤師が内服薬の確認・評価を行うことにより，医師は残薬確認に時間を費やすこともなく，処方内容や治療薬に関する問題点などの情報を把握できます．初回訪問時から薬剤師が同行し顔合わせを行うことは，医師や看護師，ケアマネジャーとともに情報や治療方針を多職種間で共有でき，在宅介入時の薬や治療に対する患者さんや家族の不安，考え・想いを聞くことができる点において必要なことだと思います．また，患者さんや家族の面前で多職種が連携する姿は，安心感を与えるのではないでしょうか．

　本症例では，訪問薬剤師は，患者さんや家族に対して初回訪問時に内服薬の管理方法や下剤の使用に関しての説明や指導を行いました．医師側からは訪問薬剤師や訪問看護師に，飲み込みが悪いため剤形変更を予定していること，ステロイドの使用予定，食欲低下傾向が認められておりインスリン投与量を減量予定であること，痛みが認められていることから今後医療用麻薬を使用することになるなど，あらかじめ想定される内容が情報提供されました．情報共有により，訪問薬剤師はその後の訪問時にこれらの点に関して評価・検討した内容について医師や他職種に訪問薬剤管理指導（居宅療養管理指導）報告書[2]（図4）を提出し，その後の訪問診療に活用されます．なお，多職種協働をうまく進めるには，サービス担当者会議（サ担会）が重要です．

図4　訪問薬剤管理指導（居宅療養管理指導）報告書

当クリニックで使用している書式

居宅療養管理指導報告書

		訪問日	
患者氏名		訪問薬局	
生年月日		薬剤氏名	

主治医	氏名	電話	介護度	
	所属	FAX	訪問の目標	
ケアマネジャー	氏名	電話	目標の達成のために やるべきこと	
	所属	FAX		

説明対象者	本人・家族（　　　）・その他（　　　）		
薬剤管理・服薬状況	服薬状況　（良・不良）	保管状況　（良・不良）	その他
	体調変化　（無・有）	残薬状況　（無・有）	
	他科受診　（無・有）		
	併用薬　　（無・有）		
	重複投与　（無・有）		
	相互作用　（無・有）		
	副作用　　（無・有）		

患者主訴				考察・薬学的管理指導・説明のポイント （薬剤による体調変化及び副作用の確認）
生活状況	食事	食事（無・有） 回数（　　回/日）		
		味覚（良・悪）		
		嚥下障害（無・有）		
		薬剤による影響 （無・疑有）		
	排泄	尿回数（　　　）		
		便通 （快便・便秘・下痢）		
		薬剤による影響 （無・疑有）		
	睡眠	睡眠（良・不良）		
		薬剤による影響 （無・疑有）		
	運動	運動・機能障害 （無・有）		
		脱力感・ふらつき・転倒 （無・有）		
		薬剤による影響 （無・疑有）		
	その他特記事項（　　　）			
次回へ向けて（対応策・申し送り事項）				

サ担会については，実践編-2「サービス担当者会議，略して「サ担会」！参加していますか？」を参照して下さい．

3) 定期訪問診療のなかで

薬剤師が訪問時に行うことは2つあります．1つはアドヒアランスの確認と改善，もう1つ重要なことは，現在使用している薬剤により効果が得られて

いるか，あるいは副作用が生じていないかをモニタリングし，薬剤の継続の必要性に関しても評価・検討することです．そして，その実施 → 評価 → 検討という過程を訪問診療中は継続します．訪問中，特に気をつけることは薬の副作用です．在宅医療の場での副作用発生率は約15％とも報告されています．訪問薬剤師の介入が多いほど発見割合が高く，原因薬剤の減量・中止，あるいは薬剤の変更により約9割が改善したと報告されています[4]．

本症例では，訪問薬剤師の役割は大きく，内服薬管理だけでなく，在宅中心静脈栄養，褥瘡治療，医療用麻薬と多岐にわたり介入すべき場面がありました．そして，ほとんどの事項に関して初回訪問時に情報を共有していたため，スムーズに訪問薬剤師が対応することができました．内服薬はピルボックス管理として患者さんや家族に服用方法などの説明を行い，嚥下が難しくなると剤形変更を医師に提案しました．

訪問薬剤師は訪問のたびに，訪問時の服用状況，生活状況，モニタリング評価・提案などが記載された訪問薬剤管理指導報告書を医師に提出しています．しかし，訪問薬剤管理指導報告書を薬剤師が提供するだけの一方通行で診療に活かされていない現状も見受けられます．実際，本症例では訪問薬剤師側も薬局内でミーティングを行い，訪問薬剤管理指導報告書の書式や報告内容が改善され，診療に活用されるようになりました．

訪問薬剤師は，訪問看護師とも連携を取り合うことが必要です．今回は，褥瘡治療に関して訪問看護師から褥瘡の悪化時にほかのドレッシング材への変更提案があり，訪問看護師の処置のタイミングに合わせて訪問薬剤師も同行することでドレッシング材の提供が行えました．現在，衛生材料に関しても供給体制が改善され，医師が必要な衛生材料の種類と量を薬局に指示し供給できます．最近では褥瘡治療に関する薬剤師研修なども行われているので，褥瘡治療に詳しい薬剤師もおりドレッシング材などを扱っている薬局も増えています．

医療用麻薬の使用に関しては，薬局の在庫問題のため関与しにくい点があります．しかし，医療用麻薬を取り扱う薬局も増えており，薬剤師の訪問診療への同行や情報共有が行えている場合であれば，問題なく対応できると思います．本症例でも，初回訪問時から医療用麻薬の使用に関して情報を共有

していたことから，訪問薬剤師側も使用開始時にすぐに対応できました．具体的にはフェンタニル貼付剤の使用方法や注意点の説明，モルヒネ坐剤のレスキュー使用に関する説明・指導を患者さんと家族に対して行い，対応内容と患者情報を医師へ即日報告するという連携ができていました．結果として，訪問薬剤師の介入は患者さんや家族の苦痛のない生活を送りたいという目標に寄与できていました．

このようにターミナル期に関しても訪問薬剤師の役割は多く，**薬剤師としての知識を多職種に提供することで，在宅で患者さんが望む生活に寄り添った治療に寄与**できます．

4 まとめ

今後も在宅医療の現場は高齢化かつ多様化していき，患者さんの希望に沿った薬物治療を継続するには多職種間の協働が必要です．そのなかで，薬剤師の役割は，薬の配達，残薬確認や服薬指導だけでなく，治療薬の効果および副作用の評価・検討，患者さんの状態に合わせた処方提案などと多岐にわたります．このような薬剤師の継続性と責任性をもつ役割をいかに在宅という場で活用するかが，チーム医療としての在宅医療レベルの質的向上の鍵になるのではないかと思います．

文 献

1) 日本薬剤師会 地域・在宅医療委員会：在宅服薬支援マニュアル その4・訪問 処方〜報告まで（最終更新：2014年6月） www.nichiyaku.or.jp（会員のみ閲覧可）
2) 「在宅医療Q&A 平成27年版 服薬支援と多職種協働・連携のポイント」（日本薬剤師会/監,じほう/編），じほう，2015
3) 特集 ポリファーマシー 何が問題なのか？どうすればよいのか？. 治療, 96：1676-1683, 2014
4) 川崎市健康福祉局地域包括ケア推進室：医療機関からの在宅復帰パターンを例とした地域における連携 川崎市地域包括ケアシステム推進ビジョン（概要版）．2015.04.16
http://www.city.kawasaki.jp/350/cmsfiles/contents/0000058/58754/_gaiyou.pdf
5) 恩田光子, 他：薬剤師による在宅患者訪問に係る業務量と薬物治療アウトカムの関連. 薬学雑誌，135：519-527, 2015

実践編

6 多職種連携で必要なコミュニケーションスキル
〜介護者にちゃんと伝わっていますか？
トラブルを未然に防ぐには？

松田 諭

1 はじめに

　高齢化へ進む時代の変化に伴い，医療や介護を取り巻く環境や価値観も変化を遂げてきました．そして現在，プライマリ・ケアの現場では特に介護者とのかかわり，多職種連携が重要視されてきています．

　しかし，医療・介護の現場においては，「医療スタッフが説明したこと」と「患者・介護者側が理解したこと」が必ずしもイコールにならない場合が多々見られます．また，多職種連携の場でも同じような「行き違い」が起こっているのが見受けられます．本稿では介護者，多職種との間のミス・コミュニケーションを防ぐためのポイントや具体的なコミュニケーション方法を提示し，また連携を強化する多職種コミュニケーション手段について示そうと思います．

2 ミス・コミュニケーションはなぜ起こるのか？

　医療・介護の現場において，伝えようと意図した形では受け手に伝わらなかった，あるいは伝えるつもりのことが伝わらなかったという経験をしたことがない人はいないのではないでしょうか．<u>コミュニケーションは，自分自</u>

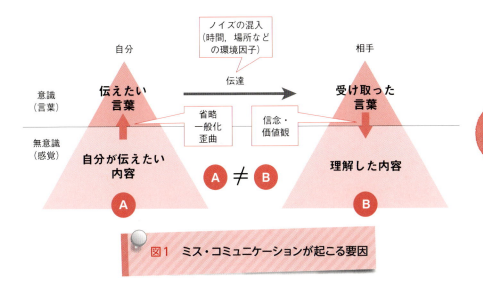

図1 ミス・コミュニケーションが起こる要因

身が伝えたいことを言葉に変え，それを伝達し，その内容を相手が理解するという流れから成り立ちます．そしてそれぞれにミス・コミュニケーションを生じさせる要因があります（図1）．

例えば，以下のようなやりとりではどこに問題があるでしょうか．

外来でのミス・コミュニケーションの事例

　ある診療所において，風邪が流行っておりその日の外来診療は多忙をきわめていました．そんななか，インフルエンザ予防接種希望の方が受診しました．

看護師「先生，インフルエンザの予防接種希望の方がこられました」
医師　「ありがとう．処置室で待っててもらっていいですか？」
看護師「はい，わかりました」

　看護師は多忙な外来診療の場で他の患者対応をしながら，合間に予防接種を行ったかどうかの確認をしに処置室に行きますが，いつまで経ってもその患者さんは待っていました．そのため看護師は医師にすでに診察を終えているのであれば，インフルエンザの予防接種を打っていいかどうかの確認をしました．

看護師「先生，予防接種の方いいですか？」

> 医師 「わかりました（カルテを入力しながら）」
>
> そして，看護師は予防接種を実施．しかし，医師より「なぜ診察をしていないのに独断で予防接種をしたのか？ 私は予防接種を実施してもよいとは伝えていない！」ときつい言葉を言われてしまいました．

a. ミス・コミュニケーションが起こる３つの要因
1) 伝える側の言葉の選択：省略・一般化・歪曲

ミス・コミュニケーションが起こる１つ目の要因としては，伝える側の言葉の選択があります．コミュニケーションにおいて自分が伝えたい内容を言葉に変える場合，必ず省略，一般化，歪曲が生じます．例えば，昨日の夕食を表現する場合，「昨日の夕食のハンバーグは，肉汁がじゅわっと出て，ほろっと崩れるやわらかさだった」と表現したとしても，視覚，聴覚，嗅覚，味覚，触覚という五感を通じて体感したその内容をすべて受け手側に伝えることはできません．つまり体験を言葉として結晶化することは，事象を扱いやすくすることができるというメリットがある一方で，失われてしまう情報もあるというデメリットがあります．

前述の事例の考察をすると，看護師から医師に対しての言葉で「（先生が診察し終わっているのであれば）予防接種の方（私が接種しても）いいですか？」と，看護師が「医師は診察を終了しているんだ」という前提をもち，括弧部分を省略して伝えていることがミス・コミュニケーションの原因の１つでしょう．

2) 伝達にかかわるノイズの混入

２つ目の要因は伝達にかかわるノイズの混入です．これは環境因子として，単純に周囲がうるさくて相手に言葉が伝わらない場合のほかに，手紙などのように情報伝達までのタイムラグが生じている場合などがあります．日常でもメールを送った，送らないの話でミス・コミュニケーションをきたしていることがあるでしょう．また，前述の事例の場合のように医師がマルチタスクをこなしながら集中できていない場合もノイズの混入と考えられミス・コミュニケーションにつながったと言うことができます．

3) 受け手側の信念・価値観

　3つ目の要因は受け手側の理解です．1つ目であげた伝える側の曖昧さを残した言葉を，受け手側は自分の信念・価値観をもとに解釈し，そして理解します．例えば「私は自分のために休日も仕事をしています」という話を聞いて，どのように感じるでしょうか？「休日も自分のために仕事をするなんて一生懸命な人なんだな」と思う人もいる一方で，「休日に仕事をするなんて，家庭を顧みないダメな人なんだな」と思う人もいるかもしれません．この感じ方はどちらが正しいかという問題ではなく，受け手の信念や価値観から生まれてくる感覚です．

　前述の事例においては，看護師による「先生，予防接種の方いいですか？」という言葉に対して，医師も「看護師は医師の診察がないと予防接種はしない」，そして「急いでいるから早く打ってくださいと看護師が言っているのではないか」という信念・価値観で，「わかりました（急いで診察しに行きますね）」と括弧部分を省略して答えていることがわかります．

b. ミス・コミュニケーションを減らす方法

　ミス・コミュニケーションを解消するためには，以上で示した伝える側の要因，伝達の要因，受け手側の要因をなくす必要がありますが，具体的にはどうしたらよいのでしょうか？

1) 伝える側の言葉の選択：省略・一般化・歪曲への配慮

　まず伝える側としては，伝えたい内容を言葉に変えた場合，省略・一般化・歪曲が生じることを理解しておく必要があります．医療業界で使用される「専門用語」もこの省略・一般化・歪曲の一部と言えます．これによるミス・コミュニケーションを少なくするためには，専門用語も含めより受け手側が理解できるように具体的に話をすることが必要となります．

　一方で，コミュニケーションの相手から情報が伝えられた場合にも省略・一般化・歪曲がないか注意深くとらえる必要があります．そして，自身が受け手側だった場合に伝える側から曖昧な表現があった場合には「より具体的にはどうでしょうか？」と情報をより詳しく得ることがミス・コミュニケーションを減らすことにつながるでしょう．

> ▶ **これだけは押さえておきたいポイント**
>
> 　言葉として情報を伝えた場合，省略・一般化・歪曲が起こるため，伝える側としては曖昧な表現にしない意識，受け手側としては曖昧な表現だった場合には「より具体的に」情報を得ることが必要．

2) 伝達にかかわるノイズの混入への配慮

　伝達によるミス・コミュニケーションを減らすためには，環境要因に配慮した適切な方法が必要となります．多職種でコミュニケーションをとるためには現在，さまざまな手段があります．こちらについては「3．多職種コミュニケーションのさまざまな手段」にて詳細を記載します．

3) 受け手側の信念・価値観への配慮

　情報を伝える側がいくら詳細に情報を伝えたとしても，省略・一般化・歪曲が必ず生じるため，その伝えた情報がどのように受け手側に理解されるのかはわかりません．しかし，伝達による行き違いを減らすためには，受け手側の背景や信念・価値観を理解することが必要でしょう．

　現在，多職種連携において「情報共有には顔の見える関係が大切」と言われていますが，これはできるだけお互いの背景や信念・価値観を共有することの大切さを言っているものです．いくら詳細な情報を伝えたとしても，どんな情報伝達手段を用いたとしてもミス・コミュニケーションのリスクをなくすことはできません．最終的には相手の背景や信念・価値観をどれだけ普段から共有しているかが，ミス・コミュニケーションを減らす方法だと筆者は考えます．

> ▶ **これだけは押さえておきたいポイント**
>
> 　最終的には相手の背景や信念・価値観をどれだけ普段から共有しているかが，ミス・コミュニケーションを減らす方法となる．

　以上のような点に留意して，最初に紹介した事例ではどのようなコミュニケーションが望ましかったのか，改めて考えてみましょう．

> **冒頭の事例の問題点を改善した例**

　ある診療所において，風邪が流行っておりその日の外来診療は多忙をきわめていました．そんななか，インフルエンザ予防接種希望の方が受診しました．

看護師「先生，インフルエンザの予防接種希望の方がこられました」
医師　「ありがとう．処置室で待っててもらっていいですか？」
看護師「はい，わかりました」

　看護師は多忙な外来診療の場で他の患者対応をしながら，合間に予防接種を行ったかどうかの確認をしに処置室に行きますが，いつまで経ってもその患者さんは待っていました．そのため看護師は医師にすでに診察を終えているのであれば，インフルエンザの予防接種を打っていいかどうかの確認をしました．

看護師「先生，申し訳ないですけど今お時間大丈夫ですか？」
医師　「なんでしょう？（カルテ記載を中断し看護師の方を向いてくれる）」
看護師「先ほどのインフルエンザ予防接種希望の方は，診察は終わってますか？　私も問診に行っていたので確認だったのですが」
医師　「あ，まだその方は診察できていなかったです．このカルテ記載が終わったらその後に診察しますね」
看護師「わかりました．では，先生の診察が終わったら，ここのラックにカルテを置いてもらっていて良いですか？　そうしたら私が予防接種して会計に回します」
医師　「そうですか，ありがとう」

3 多職種コミュニケーションのさまざまな手段

a. コミュニケーション手段の全体像

　多職種コミュニケーションの手段にはインターネットの発達した現在，さまざまなものがあります．そして，コミュニケーション手段を2つの軸で分類すると図2のようになります．

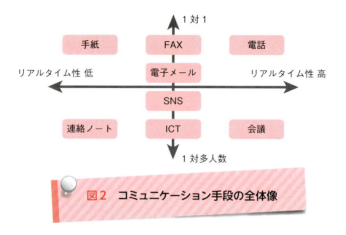

図2 コミュニケーション手段の全体像

　1つの軸は「リアルタイム性」です．これは，情報が発信されてから相手が情報を受け取るまでの時間が長いか，短いかを意味しています．例えば，手紙は情報を発信してから届くまでに時間がかかりますが，電話は情報を発信したと同時に相手に情報が届きます．

　もう1つの軸は「コミュニケーション人数」です．コミュニケーション手段の多くは「1対1」，「1対多人数」の双方を可能にしていますが，たいていはそのどちらかに主眼がおかれています．例えば，手紙は相手を指定しなければ届きませんが，多職種が共有する連絡ノート等では個別の相手を特定せずに情報を伝達することができます．

b. コミュニケーション手段の具体例

　コミュニケーション手段の具体例について，メリット・デメリットを表に示します．上記で示したように情報のスピードがどれだけ求められているのか，どのような人を対象に情報を伝えるのかという目的によって手段を使い分ける必要があります．

> ▶これだけは押さえておきたいポイント
> 　伝達によるミス・コミュニケーションを減らすためには，目的によって手段を使い分けるなど，環境要因に配慮した適切な対応が必要．

表 多職種コミュニケーション手段のメリット・デメリット

	メリット	デメリット	おススメ場面
手紙	・都合のよいときに参照できる ・正式書類として／文字として情報が残る ・対象者を選ばない	・手紙が届くまでのタイムラグがある ・手紙作成の手間がかかる	・正式な書類をやりとりする場合
FAX	・都合のよいときに参照できる ・文字として情報が残る ・対象者を選ばない ・手紙よりタイムラグが少ない	・手紙の作成に加え、FAXを送付する手間がかかる	・手紙のやりとりの補助的な利用 ・電子メールがなく、動きのない情報を文字として共有したい場合
電話	・細かい情報を得られる　・タイムラグなく連絡できる ・対象者を選ばない	・電話する時間を考慮しなければならない ・文字として情報が残らない	・タイムリーに情報共有をする必要がある場合 ・複雑な問題を共有する場合
電子メール	・都合のよいときに参照できる ・手紙や連絡ノートと比較して手軽に連絡できる ・文字として情報が残る ・比較的タイムラグなく連絡できる	・セキュリティの問題がある ・先方のメールアドレスがわからないと連絡できない ・受け手のメールが多いと情報が埋もれてしまう可能性がある	・動きのない情報を共有する場合 ・文字として情報を共有したい場合
連絡ノート	・患者自身、家族も情報を見ることができる ・対象者を選ばない	・タイムラグがある ・手書きのため記載に手間がかかる ・見たいときすぐに情報を引き出せない ・患者、家族に共有できない情報が扱える	・本人や家族、多職種と情報を共有したい場合（患者宅に置くので）かかわるスタッフ同士のみで情報共有したいケースでメールのやりとりができない場合
会議・ミーティング	・直接顔の見える関係ができる ・細かい情報を得られる ・本人・家族、多職種等で一緒に共有できる	・参加者間の時間の調整で時間がかかる ・それぞれの意見を共有するので時間がかかる ・ファシリテーション能力が求められる	・本人・家族、多職種等で情報を共有したり複雑な問題解決をしたい場合
SNS	・都合のよいときに参照できる ・携帯電話等モバイル通信で気軽に連絡できる ・比較的タイムラグなく連絡できる	・インフォーマルな形になりがちであり扱いに注意が必要 ・セキュリティの問題がある ・対象者が限られる	・院内スタッフ等、比較的距離の近い小さいグループでの情報共有
ICT	・電子メールやSNSのメリット並びに、場合によっては連絡ノートのメリットをもつ ・メーカーによってはセキュリティが保持されている ・比較的タイムラグなく連絡できる	・導入費用がかかる ・管理方法が複雑であり、継続的に続けるためにはそのためのシステムを考えなければいけない ・対象者が限られる	・ICT導入のためのシステムがあるケースで、電子メールや連絡ノート等で情報共有をしていた場合

1) 手紙

　情報共有の手段として最もよく使用されているものの1つに手紙があります．忙しい医療者であっても都合のよいときに情報を得ることができ，また正式な文書として保管することができるというメリットがあります．一方でデメリットとしては手紙が届くまでのタイムラグがあることや作成に手間がかかることなどがあげられます．

2) FAX

　FAXは手紙のメリットに加え，情報伝達のタイムラグが少ないという性質をもちます．そのため，現在でも積極的に使用しているところも多くあります．特に，医療機関同士の紹介状のやりとりで問題となるタイムラグを補完する目的で，まずは手紙の内容をFAXで送付しその後郵送で手紙を先方に送付するという形で利用されています．

3) 電話

　電話は伝える側と伝えられる側がコミュニケーションを直接双方向にとることができるという最大のメリットがあります．これにより，即時的に情報を伝達でき，また伝えられる側も質問などにより不明点をその場で解消できます．そのため，タイムラグなくすぐに情報を伝達したい場合や複雑な事例を共有したり情報交換する場合などでは積極的に利用するのが望ましいでしょう．デメリットとしては，情報共有する時間がどちらかの都合でとれない場合（例えば外来診察中の医師，離れられない会議中の医療スタッフ等）には改めて電話をする時間をとらなければいけないこと，また口頭でのやりとりのため話をした内容が文字で残らずミス・コミュニケーションが起こる可能性があることなどがあります．そのため，<u>電話を利用する前には先方がどのようなタイムスケジュールで動いているのかなどの配慮や，電話のやりとりの後にカルテに情報を記載しておくなどの工夫が必要</u>となります．

4) 電子メール

　電子メールは気軽に情報伝達ができる方法の1つです．手紙のように文字として情報を伝達でき，なおかつタイムラグが少なく，FAXのような送信す

る手間がかからないというメリットがあり，非常に有効な情報共有の手段となります．そのため，<u>日々の動きなどを気軽に情報共有する場合に適している方法</u>と言えます．

　一方で気軽さゆえにセキュリティの問題（誤送信やインターネット上ということ自体のセキュリティの問題等）が生じるため，患者さんの名前を扱ったりする場合には匿名化するなどのやりとりのルールを事前に共有先と決めておく必要があります．また，ほかにも気軽さゆえに生じる問題の1つとして，紙として先方に情報が残るわけではないため，<u>受け手側にメールが多く届いている場合には情報が埋もれてしまうということも起こりえます</u>．つまり，やりとりにおいて「言った」「言わない」のトラブルが生じる危険性も秘めています．そのため，特に重要な情報共有や複雑な情報共有においては電子メールの利用だけでなく，その他の情報共有手段で補完していく必要があるでしょう．

5) 連絡ノート

　連絡ノートが現場で使われているケースでは，主に患者さん自身が保持し，医療・介護スタッフ，あるいは家族がそこに情報を記載していることが多いかと思います．この使用方法での最大のメリットは，患者さん本人ならびに同居している，していないにかかわらず家族がどのような情報のやりとりをしているのかがわかること，そして患者さん自身に直接かかわるすべての医療・介護スタッフが参照できることでしょう．デメリットとしては，患者さん・家族に伝えられない情報が共有できないこと，記載に手間がかかること，患者さんから離れた場所では情報が参照できないことなどがあげられます．

6) 会議・ミーティング

　会議・ミーティングは「退院時カンファレンス（実践編-1参照）」，「サービス担当者会議（実践編-2参照）」など，現在もよく実施される情報共有の手段です．メリットは一度に多数の医療・介護スタッフが集まるため多くの情報を共有することができ，なおかつ複雑な問題を解決する場となることです．そのため，問題解決をするために多職種のかかわりが必要となる場合に実施することが望ましいと考えられます．

デメリットとしては多くのメンバーが集まり多様な意見が出るため，その意見をどのようにファシリテートしていくかの能力が問われることになることです．特にプライマリ・ケアを担う医師は多職種連携のリーダーとなる場合が多いため，日頃から意識してファシリテーションについて学んでいく必要があります．また，多くのメンバーを集めればそれだけ時間調整に手間がかかるため，会議・ミーティングを開催する場合には開催目的を意識し，その目的を達成するために必要最小限の参集メンバーを選定していくことが大切です．

7) SNS

SNS（ソーシャル・ネットワーキング・サービス）とは，人と人とのつながりを促進・サポートするコミュニティ型のWebサイトを言い，Facebookやmixiなどがあります．電子メールとの違いは，簡単に言うと「特定の人を想定して情報伝達をするかどうか」です．電子メールでは先方のメールアドレスを明確にしなければいけませんが，SNSではグループ化するときに先方のアドレスなどを設定するだけで，以降は投稿するのみでグループ全員に情報共有されることになります．メリットとしてはスマートフォンなどでの利用者が多くなってきており，電子メールよりもさらに気軽に情報共有でき，また電子メールよりも開封率が高いという調査もあります．しかし一方で，その気軽さゆえに電子メールの項であげたデメリットが強くなる傾向があります．現在ではSNSでも直接個人に対して送る電子メールのように利用できる機能がありますが，一般的にSNSはインフォーマルなつながりで利用することが多く，ビジネスとして正式に情報共有をする場合には電子メールを利用する方がよいと筆者としては考えます．

8) ICT

ICT（情報通信技術）とは，情報や通信に関連する科学技術の総称を言います．現在，医療・介護業界において多職種がかかわることにより生じる「距離」や「時間」を解決するためのツールとしてこのICTが期待されています．詳細については実践編−7，8に譲りますが，ICTのメリットは，電子メールやSNS，場合によっては連絡ノートのメリットを生かせるところにあります．

さらに情報管理システムとしてセキュリティ対策をしているため，他の電子ツールと違いセキュリティについても強いというメリットもあります．

しかし一方で，情報通信システムであるため導入のために費用がかかってしまうこと，管理をどこで誰がするのかについての問題等があります．また，現在は多くのメーカーが医療機関や事業所それぞれで使いやすいように開発している経緯があるため地域で統一されたものがなく，開発にかかわった医療機関や事業所で利用するのはいいのですが，連携する他の機関ではそれぞれ別の情報共有の方法をとらなければいけないというデメリットが残されています．

4 おわりに

本稿では多職種連携で必要なコミュニケーションスキルについて示しました．

コミュニケーションの重要なポイントとして古くは，アリストテレスが3つの要素「信頼」，「感情」，「論理性」を提唱しておりました．ビジネス書の多くはロジカル・シンキングなどの論理性を重視しておりますが，アリストテレスはその論理性を3番目においていることも興味深いポイントです．

現在さまざまなコミュニケーションツールがありますが，最終的にはやはり相手の背景や信念・価値観をどれだけ普段から共有しているかがミス・コミュニケーションを減らすことにつながります．そのため，普段から顔の見える関係を構築するような活動を心がけることも重要となるでしょう．

文献

1) 岡本真一郎：ミス・コミュニケーションはどのように発生するか―誤解の経験に関する調査―．愛知学院大学心身科学部紀要，7：9-12, 2011
2) 「シンプルに考える医療人としてのコミュニケーション」（佐藤美智子／著），労災保険情報センター，2009
3) 「脳と言葉を上手に使うNLPの教科書」（前田忠志／著），実務教育出版，2012

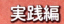

7 こんなに使える！ICTツール［前編］
～患者さんの思いや情報をリアルタイムで共有しよう！～

武智峰樹，中山明子

1 今，在宅医療をさらに楽しくするICTツール
～多職種情報連携ツールで賑やかに！～

　G医師と新人のN看護師は一人暮らしの山本三郎さん（仮名，86歳・男性）の訪問診療を終えたところです．最近，山本さんには認知症の初期症状が現れはじめました．G医師は，山本さんにいつどんな風に認知症の検査を勧めたらよいか，タイミングを計っています．

山本さん：そういえば先生，この間，連絡帳をチラッと見たら，隅の方に「次回ハセガワシキ」って文字が見えたんですけど，「ハセガワシキ」って何のことですか？

〈G医師，刺すような鋭い視線をN看護師へ．N看護師，沈黙〉

山本さん：ケアマネ（ケアマネジャー）さんに聞いたら，ケアマネさん宛てのメモを複写式の紙に書いたときに，文字が連絡帳へ裏移りしたんじゃないか，って言ってましたけど．ちょっと気になったもので…

G医師　：山本さん，長谷川式は認知症検査の1つで，山本さんぐらいのお歳になると，皆さん一度は検査してみるものなんですよ．今度受けられてみますか？

山本さん：やっぱりそうだったんですね．この間，ケアマネさんが家へいら

したときに,「ハセガワシキ」のことを先生にお伝えくださるようお願いしてあったんですが…

〈山本さん宅を後にし,車内へ戻ったG医師とN看護師.動き出した車中〉

N看護師：先生,すみませんでした．前回の訪問後,診療所に帰ってから何となく不安に思っていたのですが,連絡帳は山本さんの家にあるし,そのためだけに確認に行くのも難しくて．

G医師　：そうだね．連絡帳を診療所から書き直せたらいいんだけどね．私も診療所に帰ってから,連絡帳に書いておけばよかったと気づくこともあるよ．で,その手に持ってるのナニ？

N看護師：ケアマネさんが,先週の褥瘡の状態を細かくスケッチしてくれていたので,診療所でコピーしようかと思って．連絡帳を持ち帰って来ました．

G医師　：えっ!? ほかのスタッフが困るから,早く返してきなさいっ!!

　訪問診療へ向かう前や診療後,「患者さんから託された伝言がほかのスタッフにちゃんと伝わったかな」と不安に感じたことはありませんか？ **在宅医療の連絡帳**[※1](以下,単に連絡帳とします)を使っていらっしゃる医療機関でしたら,「前回何を書いたっけ」と思う瞬間もあるかもしれません．診療所に戻ってから,連絡帳に書き加えたいと思うこともときにはあるでしょう．他の職種が連絡帳に書き残した図やスケッチを持ち帰って,診療所のスタッフと共有したいこともあるはずです．そんなとき,**ICT**[※2]**ツール**が役に立ちます．

　患者さんが多職種の誰かに伝えておけば,他の職種にもすぐに情報が伝わるという**安心感**は,患者さんや家族が自宅で療養を続けるうえで大きな支えです．それが,療養にかかわるすべての職種に対する**信頼**へとつながっていくはずです．

※1 在宅医療の連絡帳：医師,訪問看護師,訪問リハビリスタッフ,訪問入浴のスタッフ,ヘルパーなどが書き込む簡単な連絡帳．急ぎでないコミュニケーションツールとして患者宅で使用されることがあります．

※2 ICT (information and communications technology)：コンピュータやネットワークにかかわる技術,産業,設備,サービスなどの総称．IT (information technology) とほぼ同義ですが,情報技術が有する「通信」「伝達」「交流」といった側面を明示した点で異なります．

また，医療機関の経営の観点からも多職種連携は重要です．在宅医療を利用する患者さんはケアマネジャーを通じて紹介されることもあるため，医師とケアマネジャーとの間の信頼関係の構築も大切です．加えて，医療・介護のチームケアが上手く回っているという事実は，患者さんを地域へ送り出す急性期病院の信頼を得るうえでも重要になります．訪問診療を行う医療機関にとっては，多職種連携は単に医療職の地域参加にとどまらない，経営的なメリットをもたらす施策の1つなのです．

　ICTツールの1つである**多職種情報連携ツール**では，医療・介護サービスの利用者に関する必要最小限の予定や記録などの情報の共有が行えます．市販のパソコンやモバイル端末から利用できることも魅力です．本稿では，多職種情報連携ツールを長く活用していくために必要な，① 多職種間でのコミュニケーション機能，② 訪問スケジュール共有機能，③ バイタルサインなどの患者情報の共有機能（共通指標機能）の3つの機能をご紹介します．

2 多職種情報連携ツールの3つの機能

1）多職種間でのコミュニケーション機能

　ここ数年の間に，スマートフォンやタブレットなどのモバイル情報端末がずいぶん普及してきました．これに伴って，LINEやfacebookなど**タイムライン**と呼ばれるスタイルのコミュニケーションツールに慣れたユーザーが急速に増えました．多職種情報連携ツールの機能として，これを取り込まない手はありません．ICTツールを導入する際，関係する医療機関や介護事業所にICTの意義や操作方法の説明が必要であり，理解してもらうことが難しいこともあります．しかし，インターネットへ接続できる環境さえあればパソコン端末，モバイル端末の区別なく利用でき，ほとんど操作の説明なく使えるタイムラインは理解されやすく，ICTツールを導入してもらいやすくなります．

　使い方はとても簡単．インターネットのブラウザから多職種情報連携ツールのURLへアクセスし，自分のアカウントでシステムにログインします．後は，他の職種と情報共有したい患者さんを選択し，タイムラインのボタンを

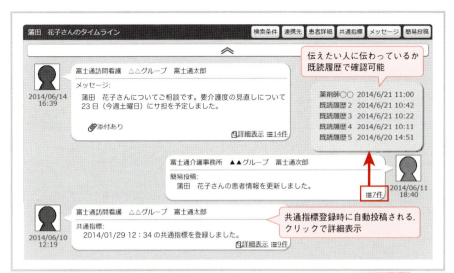

図1 タイムラインを使った多職種間でのコミュニケーションの例
画像提供：富士通株式会社

クリックすればコミュニケーションがはじめられます（図1）．タイムラインには，メッセージの既読・未読の表示や，閲覧履歴が確認できる機能がついているものもあります．もちろんメッセージに画像等を添付できる機能もありますし，タイムライン上で交換したメッセージを話題ごとに後から分類して一覧表示できる機能もある方が便利です．例えば，過去のタイムラインのやりとりのなかから，患者さんの褥瘡に関するメッセージのやりとりだけを抽出したり，褥瘡の写真だけをピックアップして一覧表示したいときに重宝します．

2）訪問スケジュール共有機能

多職種間でのコミュニケーションが盛り上がってきたら，次に使うと便利な機能が，**訪問スケジュール共有機能**です．在宅医療や介護の訪問スケジュールはまさに生き物．スケジュールは患者さんの容態や家族，さらには医療や介護の提供側の都合によって刻々と変わります．

例えば，患者さんの入院を医師は知っていたのにヘルパーへは連絡が入ら

ず，いつもの訪問時間に介護サービス担当者が患者宅へ行ってしまったケース．いつもは午後の入浴サービスがその日は午前に変わり，いつも通り午前に訪問診療に行ってしまって診察がはじめられなかったケース．在宅医療に携わっていると，スケジュール調整の不手際から苦い思いをしたことは少なくないでしょう．

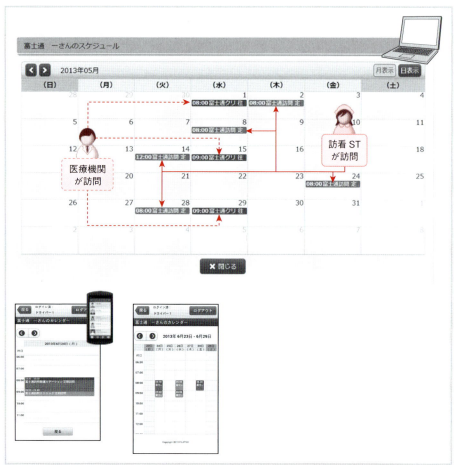

 図2　訪問スケジュール共有機能
それぞれの事業者が入力した訪問スケジュールが1つのカレンダーに統合され，パソコンやモバイル端末で利用できる．訪看ST：訪問看護ステーション．
画像提供：富士通株式会社

訪問スケジュール共有機能は，連携に参加する事業所が自分の訪問スケジュールさえデータ入力しておけば，システムが自動的に関係する事業所の訪問スケジュールを1つに統合して，患者さんごとに表示してくれる機能です（図2）．共有する訪問スケジュールには，自分の訪問日時と他の職種の訪問日時が色分けして表示されます．訪問日をクリックすれば，訪問スケジュールを更新した事業所名やその日訪問する担当者の名前などさらに詳細な予定を確認することができます．一般的なスケジュール共有アプリケーションと異なるのは，患者さんに関する情報を細かく入力する画面とスケジュール画面との間を，簡単なクリック操作だけで行き来できることでしょう．ここで言う患者さんに関する情報とは，患者さんの生活状態や家族への申し送り事項などの次回訪問時に必要な情報のことで，訪問スケジュールを確認しながら更新することができます．

　入力後，一瞬で新しいスケジュールが共有できる機能は，在宅でのチームケアに参加しているメンバー全員がメリットを感じられるものです．加えて訪問スケジュールは診療報酬や介護報酬の算定にも影響するので，経営的な面からも役立ちます．

3）バイタルサインなどの患者情報の共有機能（共通指標機能）

　さらに，患者さんのバイタルサインや食事・排泄などの生活状況などの情報を，多職種が分担して登録・参照できる機能があれば便利です．しかし，患者さんや事業者の数が増えてくると，タイムラインのメッセージから特定の情報だけを集める，ケアに関する統計をとるなどの検索・分類・集計・分析の作業が難しくなってきます．そこで多職種情報連携ツールの導入時は，タイムラインのメッセージに記載するときの書式をルール化して周知するなどして情報を見やすくする必要があります（例えば，「鼻水が出ていました」「鼻汁あり」などは「鼻汁　あり」に書式を統一，「夕方に排便あり」「PM5時にお通じあり」などは「排便　あり（時間17：00）」に書式を統一など）．それでもタイムラインへの記入はテキストですので，書き手によって表記のルールが曖昧になりがちです．

　そのようなときに便利なのが**共通指標機能**です（図3）．入力する情報の種類を事前に決めておけるときには，最初から多職種情報連携ツールの画面で

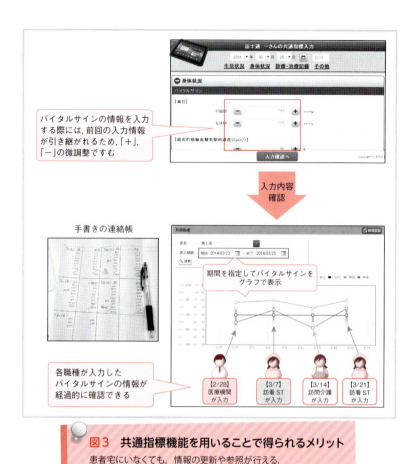

図3 共通指標機能を用いることで得られるメリット
患者宅にいなくても，情報の更新や参照が行える．
画像提供：富士通株式会社

　共通指標の項目を選択し，情報の種類ごとに入力することができます．こうすることで，知りたい情報をこれまでの経過とあわせてまとめて見ることができます．共通指標機能では，スマートフォンなど小さな情報機器からでも簡単な選択操作を行うだけで，必要な入力ができるように工夫が施されています．

3 データ入力の負担や二重入力の問題について

　訪問スケジュール共有機能や共通指標機能を使っていく際に問題になるのが，多職種連携に参加する事業者が行う**データ入力の負担**です．ツールに対する慣れもありますが，すでに現場で使用している電子カルテや紙の報告書などに，同様の情報を入力しなければならない場合には，二重入力の問題も見逃せません．その対策として，第三者機関による**データ入力代行サービス**という方法もあります．多職種連携に参加する事業者が情報連携のメリットを感じられるようになるまでの経過的な手段として有用でしょう．

4 おわりに

　多職種情報連携なんて電話とFAXで十分と思っていませんでしたか？ 本稿を通じてICTツールの魅力が伝わりましたら幸いです．多職種連携ツールについては，後編でより詳しく解説していますので，ぜひそちらもご覧ください．

　さて，あなたが医師のG先生だとしたら，次の場合どんなメッセージを送りますか？ 写真やスタンプ（イラスト）を添付するとしたら，どんなものを添付しますか？ 儀礼的な文言のやりとりを避けつつ，スタンプを使って，感謝や賞賛や励ましなど「大切な言葉」を伝えることができるのも多職種情報連携ツールならではの魅力です．

薬剤師　　：今日，山本さん宅を訪問したときに，先週から山本さんの様子を見に来ていた娘さんから「往診があったという話を誰にもしていなかったのに，ケアマネもヘルパーも把握していた．皆が父を心配してくれて嬉しかった」「皆が連携しているということを実感し安心できた」とのお言葉をいただきました．

訪問看護師：前回訪問時に比べ臀部の褥瘡が悪化していましたし，発熱もあったので，G先生に褥瘡の相談をして往診もお願いしました．G先生が多職種情報連携ツールへ入力してくださった記録を，ケアマネの鈴木さんやヘルパーステーションの田中さんも見てくださっていたんですね！

ケアマネ　　：娘さん，本当に嬉しそうでした．ところで，G先生はいつ多職種情報連携ツールに情報を入力なさっているんですか？
医師（G先生）：〇〇〇〇〇〇〇〇〇〇（あなたならどのように入力しますか？）

Dr.中山からの一言

　私がG先生なら，診療所に帰ってカルテ入力がすんだ後，かかわるスタッフの顔を思い浮かべながらICTツールに報告を書きます．わざわざ電話するほどの緊急性もないけど早めに伝えた方がよい場合は車の中で書くこともありますね．

　大事なのは，誰にどう伝わるのか考えながら効果的にICTツールを使うことだと思います．

実践編

8 こんなに使える！ICTツール［後編］
～多職種連携ツールを選ぼう！

武智峰樹，中山明子

　後編では前編をお読みになり，「よし，多職種連携ツールを使ってみよう！」と思われた方や，地域ではじめる多職種連携のためによいツールを選定しようとされている方が，実際にICTツールを選定する際に役立つポイントをまとめてみます．

1 1番大切なこと：多職種連携で何を実現したいか

　前編では，ICTツールを活用した多職種連携ツールのメリットについてお伝えしてきました．そのメリットをより多くの仲間とシェアし，多職種連携の取り組みを継続していくためには，当たり前のことではありますが，多職種連携で何を実現したいか，目的を明確にすることが重要です．がんのターミナルケアの質を向上させたい，認知症を患い介護を受ける環境にも問題があるような患者さんのために頑張りたい，退院調整や緊急時の入院をよりスムーズに行えるようにしたい，多職種間でのやりとりを通じてケアマネジャーのスキル向上を図りたい，地域の医療・介護関係者の間で顔の見える関係づくりを進めたいなど，多職種連携に参加される方の思いはさまざまです．地域のケアを支える仲間たちとともに，どんな夢の実現に重きをおいて進めていくのか，それによって多職種連携ツールに求める要件も少しずつ変わって

きます．

　多職種連携ツールを上手に使いはじめるコツは，まず，最初から多くの患者さんを対象にしないで，参加する事業者全員が情報連携を行うメリットを感じられる患者さんを選んではじめることです．情報連携に参加するメンバー全員がチームケアの成功を体感できるように，連携のスタートアップをマネジメントすることが大切です．またそのように考えることで，多職種連携ツールを使用する患者さんのタイプも絞られてきますし，患者さんのタイプが決まれば，共有すべき情報も定まります．

　次に，情報共有を行う職種の範囲を決めます．連携に参加する職種の範囲は地域の実情によって異なり，必ずしも患者さんのタイプだけでは決まりませんが，大切なのは，多職種連携のマインドのある医療・介護関係者から徐々に連携の輪を大きくしていくことです．多職種連携をはじめたつもりが，いつの間にか医師と看護師だけのコミュニケーションの場となり，介護職がコミュニケーションに積極的にかかわれない状況がつくり出されてしまう，という話はよく聞く悲話です．医療職だけのツールにならないように運用するマネジメントも重要になってきます[1]．

2 誰が主体となって導入・運用を進めるか

　平成27（2015）年度の介護保険法の改正で，在宅医療・介護連携推進事業が自治体が主体となって行う地域支援事業[2]の一部に正式に位置づけられたことに伴い，多職種連携ツールに対する関心が急速に高まりました．在宅医療・介護連携推進事業の場合には，市区町村や地域の医師会，あるいは地域の公立病院の地域医療連携室等が導入・運用の主体になることが多く，病院の地域医療連携室の担当医や医師会の世話役を務めていらっしゃる方のなかには，急に多職種連携ツールの選定を任されて対応に苦慮されている方もいらっしゃるかもしれません．

　一方，医療機関や介護サービス事業者が自分の法人内で多職種連携ツールの活用を考える流れも従来からあります．特定の法人が多職種連携に取り組む場合には，在宅医療に力を入れている医療機関が中心となって進めるケー

```
┌─────────────────────────────────────────────┐
│ ICTを含む全体構想を作成するための手引き          │
└─────────────────────────────────────────────┘
   例）国立長寿医療研究センター「在宅医療・介護連携のための市町村ハンドブック」
   （平成25年12月）

┌─────────────────────────────────────────────────────────┐
│ 厚生労働省「在宅医療介護連携を進めるための情報共有とICT活用」  │
│ （平成25年3月）                                            │
│ ┌─────────────────────────────────────────┐              │
│ │（1）在宅医療・介護連携を地域で進めるための情報共有  │              │
│ │    の考え方と進め方                        │              │
│ │   1. 情報共有の目的や意義の理解             │              │
│ │   2. 地域の情報共有のモデルパターンの理解     │   例）東京大学高齢社会総合研究  │
│ │   3. 共有する情報の内容の整理              │   機構                  │
│ │   4. 現状の地域の情報共有の把握             │   「在宅医療と介護の連携のための  │
│ │   5. 地域の情報共有に対するICT導入の意義，手順，問題点 │  情報システムの共通基盤のあ │
│ │      の理解                             │   り方に関する調査研究報告書」 │
│ └─────────────────────────────────────────┘   （平成27年3月）        │
│ ┌─────────────────────────────────────────┐              │
│ │（2）地域の情報共有にICTシステムを構築するための具体的手順 │              │
│ │  ・市町村主体で在宅医療介護連携ICTシステムを整備するための考え方と進め方 │
│ │  ・事例：「道南地域医療連携協議会（MedIKA）」の運営規約 │
│ └─────────────────────────────────────────┘              │
└─────────────────────────────────────────────────────────┘
```

図1　自治体等が主体となって多職種連携を進める場合に考慮すべき事柄をまとめた文書の例
文献9より作成

スが多くなっています．

a. 異なる法人間での多職種連携の場合

　国が推進する地域包括ケアシステムの理念のもと，在宅医療・介護の連携を市区町村や医師会が主体となって進める場合には，異なる法人の間で情報共有できることが不可欠です．実は，この場合については，多職種連携ツールの導入に向けて考慮すべき事柄をまとめた文献が比較的多く公開されています．図1はその一例ですが，地域で在宅医療・介護の連携を進め，そのなかでICTの活用を考える場合には，現在，既存の文献からある程度網羅的に情報を得られる環境が整いつつあります[2,4,5]．在宅医療・介護の先進地域での取り組みをまとめた文献も参考になるでしょう[6]．このように，以前に比べれば状況は改善されつつありますが，実際に多職種連携ツールを選定しようとなると，多職種連携ツールを使ったことがない医療・介護関係者がほと

表1 多職種連携ツールに求められる要件と，ツールの普及に対する影響度

階層	判断の軸	確認すべき評価項目	普及への影響
事業者内レベル	既存システムとの連動	・既存導入システム（電子カルテ，レセコン，業務システム）と連動可能か？（既存システムと多職種連携ツールの両方への入力の2度打ち2度手間を解消できるか？）	△
事業者内レベル	ユーザインターフェイスのシンプルさ	・患者登録や招待が簡単か？ ・書き込み，記録が簡便で，業務効率が向上するか？	○
事業者間レベル	ユーザインターフェイスのシンプルさ	・タブレット等の携帯端末でも操作がシンプルで使いやすいか？ ・ITに強くない人でも使ってみたいと思える魅力的なシステムか？	◎
事業者間レベル	データ共有オプション	・臨床・ケアに関わる各種データ（数値，指標，写真等）の共有機能があるか？モニタリングはできるか？ ・他のデバイスやセンサーと連動できるか？	○
自治体レベル	既存システムとの連動と展望	・連動可能なシステムが地域に多いか？ ・病院の電子カルテほか，多職種連携ツールと他のシステムとの連動・データ共有の可能性・展望はあるか？	△
自治体レベル	コスト	・有料か，無料か？初期費用は低価格か？ランニングコストはどの程度か？ ・補助金モデルで対応できるか？	◎
自治体レベル	運用管理	・管理支援や研修，個別サポート，修正への対応といったフォロー体制があるか？	○

株式会社メディヴァ：大石佳能子「国際モダンホスピタルショウ2015カンファレンス『地域包括ケアシステムの実現を目指して』」より改変して転載

んどであるために，利用経験のある一部の事業者の意見に頼らざるをえないというのが実態のようです．

b. 同一法人内での多職種連携の場合

　同一法人内で在宅医療・介護の連携のためにICTの活用を考える場合には，地域の異なる法人の間で連携を進める場合に比べて，多職種連携ツールの選定の勘所を網羅的に記した文献は多くはありません．各地の先進的な調査事業や事業者の取り組みを調査した文献[3,7]はありますが，知識の体系化はこれからという状況です．とはいえ，最近の地域包括ケアシステムに対する関心の高まりを受けて，在宅医療の分野で経験豊富なコンサルティング会社等が，多職種連携ツールに求められる要件をわかりやすく整理した例も現れて

きました[8]．**表1**はそうした資料の1つで，多職種連携ツールの普及に影響の大きい要件と，個々の法人にとって重要な要件とを上手くミックスして，多職種連携ツールの選定で考慮すべきポイントをまとめています．しかし，いくつもある多職種連携ツールのなかから，どのような観点で自分たちに合ったツールを選べばよいのか，まだわかりづらいという声も耳にするところです．次節以降では，このようなニーズに応えるために，最も重要な要件に絞り，選定のポイントをお伝えします．

3 多職種連携ツールを選定する際のポイント

a. 現在主流のツールには，おおむね2つのタイプがある．

　市販されている多職種連携ツールの種類は年々増えており，ユーザが今後増加するに伴って，さらに多くのバリエーションが現れるでしょう．ここでは個々のツールの細かな機能の違いや，機能を実現するコンピュータシステムの構造の違いには触れませんが，ユーザの視点から大胆な分類を試みると，現在の多職種連携ツールは「**コミュニケーション重視型**」と「**業務システム拡張型**」の2つに分けることができます（**表2**）．これは著者の分類ですので，一般的なカテゴリ名ではありませんが，「コミュニケーション重視型」はLINEやfacebookなどのソーシャルネットワーキングサービスに似た仕様をもち，多職種間でのコミュニケーションに使用する機能に絞り込んでサービスを提供している点に特徴があります．機能を絞っている分，非常に低いコストで導入・運用が行える点が1つの魅力です．一方，「業務システム拡張型」は，業務システムの間で情報をやりとりするために開発されたシステムをベースに，多職種連携の機能を充実させたツールです．ここで言う「業務システム」とは，業務の記録や保険請求事務の効率化を目的として，個々の医療機関や介護サービス事業者が独自に導入し保有しているシステムをさします．業務システムは長年にわたって改善が重ねられてきており，共有するデータ項目を細かく設定できますし，機能も豊富です．また，業務システムには既存のユーザがいますので，そのような既存のユーザを初期ユーザとして多職種連携をはじめる場合には，各事業者が使い慣れた操作画面を使用してスタート

表2 多職種連携ツールのタイプ別の特徴

特徴	コミュニケーション重視型	業務システム拡張型
患者登録と事業者登録のプライオリティ	患者登録(サービス利用者の登録)を先に行う	サービス提供事業者の登録を先に行う
利用者情報やケアの記録方法,検索・ソートの方式	テキスト入力が中心 - キーワードによる検索,情報抽出(特に職種別の記録の抽出) - 記録のメタ情報による抽出,表示の並び替え(ソート)	データ項目への入力が中心 - データによる組合せ検索や抽出,表示の並び替え(ソート)
入力負担軽減のための業務システムとの連携	オプション機能.アプリ追加で対応	特定の業務システムに対して標準機能として提供.その他業務システムはシステム改修で対応
対話的な情報共有の手段	タイムライン中心	メッセージ中心
機能の分割提供	単純機能に分割可能 - コミュニケーション機能とその他の機能を分割して提供	複数の機能を一体で提供 - 訪問カレンダー機能 - 共通指標機能,他
共有情報の項目定義	事前に定義しない - フリーテキスト入力	事前に定義する - 項目定義機能あり
適した導入ケース	スモールスタート,地域連携,コミュニケーション改善が目的	一括導入,同一法人内連携,他法人間連携,医療・介護の業務改善が目的
製品例	メディカルケアステーション(株式会社日本エンブレース),他	TRITRUS(株式会社カナミックネットワーク),他

できる点にも利点があります.

　本稿では,「コミュニケーション重視型」と「業務システム拡張型」の設計思想の違いが顕著に現れる,「患者登録」の操作と「記事の検索や並べ替え(ソート)」の操作を取り上げて,両者の違いを解説します.

b. 連携の運用スタイルと密接にかかわる「患者登録」と「事業者登録」の優先度

　コミュニケーション重視型は「患者登録」を行った後,その患者さんについて多職種連携ツールを介した情報共有を行う事業者を登録します.一方,業務システム拡張型は,患者さんにかかわる事業者の登録を,患者登録を行う前か,患者登録と同時に行います.一見,順番だけの問題のようですが,実際の操作を見ると大きな違いを生むことがわかります.

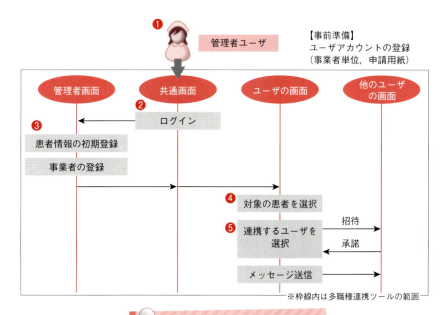

図2　代表的な業務システム拡張型の操作の流れ

　業務システム拡張型の代表的な多職種連携ツールの操作の流れを模式図に示すと図2のようになります．患者さんの登録は，管理者権限をもつユーザが行うことが多く（図2の❶），一般のユーザが連携の対象となる患者さんの情報登録を行う前に，患者さんの基本情報や連携にかかわる事業者についての情報を登録しておきます．図2の例では，まず，管理者ユーザが多職種連携ツールにログインし（図2の❷），管理者の専用画面から患者情報の初期登録や患者さんにかかわる事業者の登録を行っています（図2の❸）．実際に多職種連携を行う一般のユーザが多職種連携ツールでメッセージの送信を行うためには，一般ユーザも利用できる画面へ移って対象となる患者さんを選び（図2の❹），連携する他のユーザとの間で連携への参加について意思の確認を行います（図2の❺）．

　これに対してコミュニケーション重視型では，一般のユーザが患者さんを登録できます．また，登録する患者情報が可能な限り少なくなるよう工夫が

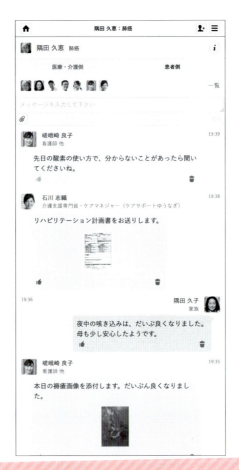

図3　コミュニケーション重視型のモバイル端末用画面の例（サンプル画像）
画像提供：株式会社日本エンブレース（メディカルケアステーション）

なされており，患者さんの氏名，生年月日ほか数項目を入力すれば，細かな患者情報（図3の「患者ノート」に記載されているような詳しい情報）の入力を行わなくても，すぐにコミュニケーションが開始できます．代表的なコミュニケーション重視型の操作の流れを図4に示します．このツールの場合，ユーザは一般のユーザの権限で多職種連携ツールにログインし（図4の❶），自分自身で患者登録を行った後（図4の❷），連携を行う他のユーザに対す

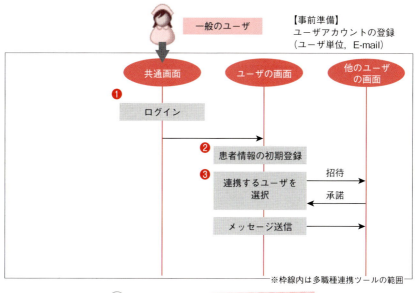

図4　代表的なコミュニケーション重視型の操作の流れ

る意思の確認を経て（図4の❸），メッセージのやりとりを開始することができます．

　連携の対象となる患者さんや事業者の選択を，管理者レベルで慎重に管理したいか，一般ユーザでも新しい患者について簡単にコミュニケーションを開始できる手軽さを優先するか，管理者が連携する情報や事業者を細かくコントロールしたいかによって求められるセキュリティのレベルも異なります．このため，多職種連携ツールを選定するうえで，コミュニケーション重視型なのか業務システム拡張型なのかは大きな判断ポイントの1つになります．

c.「検索・ソート機能」の良し悪しはコミュニケーション重視型で特に重要

　多職種連携ツールを，従来の紙媒体の連絡帳の代わりに使っているうちは特に問題になりませんが，使い込んでくると，過去のケアの記録を使って多

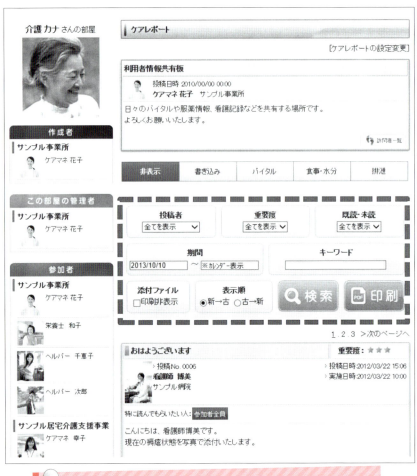

図5　業務システム拡張型のPC用画面の例（検索画面）
点線で囲った部分が検索メニュー
画像提供：株式会社カナミックネットワーク（TRITRUS）

　職種連携によるチームケアのサマリーを作成し，入院や介護施設への入所の際に情報提供を行いたいと考えることがあります．このように過去の記録から必要な情報を拾い集めてくる場合には，新たな考慮が必要になります．業務システム拡張型の場合には，もともとが業務内容を記録したり，集計したりするために作られた業務システムがベースなので，データ項目ごとに細か

```
タイムラインのメッセージから特定の期間のメッセージだけを抽出し一覧表示する機能が必要
```

【このサマリーに関する情報】
記載されているケアの期間（例：1週間分，1カ月分など）など

【温度板】 月日時 バイタル	【主なケアの経過記録】 ※職種別に整理					【利用者の状態】 食事，排便ほか
	主治医	訪問看護	ケアマネ	ヘルパー	…	

```
ケアの提供日時やバイタルの記録を
記述した箇所を簡単に
見つけ出せる検索機能が必要
```

```
メッセージを職種別に分けて時系列に
表示する機能やメッセージ本文に対する
柔軟な検索機能*が必要
```

図6　サマリー作成に必要な検索・ソート機能のシミュレーション例
＊：文字列部分一致による検索や，類義語辞書を活用した曖昧検索など．例えば，「食事摂取量」「食事量」「摂取量」など表記は異なっていてもほぼ同じ意味をもつ単語を，同じ単語として検索することができる

　な検索機能や一覧表示機能が用意されていることが多いです（図5）．一方，コミュニケーション重視型の場合には，タイムライン等にテキストで入力された情報を記録の基本としているために，テキスト検索や画面上でのソート機能を頼りに，ユーザ自身がタイムラインの投稿のなかから必要な情報を集めてくることになります．

　あらかじめサマリーの様式が想定できる場合には，サマリーの各欄を埋めるために，実際にどのような操作が必要になるかをシミュレーションしてみるのも一案です．図6は，多職種連携のサマリーに記載される内容のうち，タイムライン上のメッセージのやりとりから抽出できそうな内容だけに絞り，必要となる検索・ソート機能の内容を書き出した例です．多職種連携のサマリーを作成する場合，最初に医師の指示を検索し，それに対する訪問看護の

対応，ケアマネジャーへの連絡やケアプランの変更内容，ヘルパーからの連絡を確認して，最終的に患者さんの状態の変化などを確認する，といった流れをくり返すことが考えられます．このような場合，職種別にメッセージを分類したり，医師のメッセージに対する他の職種のメッセージとの対応をわかりやすいように並べ替える機能がほしくなります．これらの要求のすべてに応えるツールは今のところありませんが，選定候補の多職種連携ツールが，どこまでの検索・ソート機能を用意しているかを確認しておきましょう．

4 ツール選定のチェックポイント

最後に，多職種連携ツールの選定に最低限必要と思われるチェックポイントを，「コミュニケーション重視型」「業務システム拡張型」で異なるものと（表

表3 多職種連携ツールの選定にあたり確認すべきポイント①（各タイプ別）

確認すべきポイント	コミュニケーション重視型	業務システム拡張型
患者登録と事業者登録のプライオリティ	☐ 患者登録からメッセージ発信までのクリック数確認	☐ 患者情報を登録する権限をもつユーザ種別の確認 ☐ 患者登録からメッセージ発信までのクリック数確認
利用者情報やケアの記録方法，検索・ソートの方式	☐ キーワード検索の機能確認（一致条件，検索範囲など） ☐ 抽出できる情報の種類	☐ 訪問日で検索可能か ☐ スタッフ名で検索可能か ☐ 集計に使える項目の確認
主として使用する入力システム	☐ マニュアルの熟読や詳しい操作説明なしで使用開始可能か ☐ タブレットを主に使用する場合，タブレットの入力機能の評価を優先	☐ 業務システムとして使いやすいシステムか
対話的な情報共有の手段	☐ 連携から抜けた事業所の記録の表示 ☐ 途中から連携に参加した事業所の記録の閲覧範囲	
機能の分割提供	☐ どこまでが標準機能か	☐ 複数の機能を活用する場合のクリック数
共有情報の項目定義	☐ 入力テンプレートの活用可否	☐ ユーザ定義項目の数（カスタマイズの容易性）

表4　多職種連携ツールの選定にあたり確認すべきポイント②（各タイプ共通）

確認すべきポイント	以下の可否／有無や範囲などを確認する
対話的な情報共有の手段	□ 画像，ファイル添付 □ 既読，未読表示 □ メッセージの共有範囲の制御 □ 入院などでチームケアを中止した利用者の保留や再開にあたっての処理 □ メッセージ着信時の音声やE-mailでの着信お知らせ機能
タブレットでの操作性	□ 画面の大きさやタッチパネルの制約に対する対応 　-□ 項目を選択するだけで入力ができる箇所，項目定義の自由度 　-□ テキスト入力しなければならない箇所 　-□ 利用者名や事業所名の短縮名などを表示する名前の自由度 　-□ ログイン・ログアウトの手間 　-□ 画像のアップロードやダウンロードに要する時間 　-□ サポート機種（新機種対応のスピード）
その他（管理者機能ほか）	□ VPN接続（通常のネットワーク環境よりも通信のセキュリティが高まる） □ PCやタブレットから複数のアプリケーションが同時に利用可能か □ オフライン利用（電波が届かない場所での利用可否，そのときの対応策） □ 記録の印刷 □ 事務員などによる代行入力の支援機能 □ サービスの継続性

3），両方のタイプに共通するもの（表4）に分けてまとめました．これらのチェックポイントは，すべてを満たさなければならないというものではありませんが，該当する機能がなければ，ツールを使うユーザの方で少し面倒な追加作業が必要になると考えられます．

　表3の「共有情報の項目定義」の「入力テンプレート」とは，頻繁に入力する定型的な文言を入力のパターンとして事前に用意して，その都度キー入力しなくても最初から記事の中に入力済みの状態で表示させる機能です．例えばバイタルをデータ項目として記録する機能がない場合にも，テキストによる記録を入力テンプレートによって血圧や脈拍などの項目ごとに分割し，何の項目についての何の記載がどの場所に書かれているかを，項目のラベル名や記号文字で示すことができるため，代替手段として活用することができます．

表4の「その他（管理者機能ほか）」に「PCやタブレットから複数のアプリケーションが同時に利用可能か」をあげましたが，これはお使いのPCやタブレット端末で，VPN（virtual private network）接続などを使って通信のセキュリティを高めている場合に，他のアプリケーションがVPN接続に対応していても同時には使えなくなる場合があるためです．VPN接続などを使ってインターネット経由で電子カルテなどの業務システムを使用している場合に問題になりやすい現象です．

　今後も多くの多職種連携ツールが世に送り出されてくると考えられます．その発展に伴って，このチェックリストにも新しい項目が加わることでしょう．

5 参考：多職種連携ツールの海外展開

　最後に，在宅医療の海外展開の試みに見える，今後の多職種連携ツールの動向に関わるトピックを1つご紹介します．近未来に急速な高齢化が予測されているアジア諸国で，これまで国内で培った在宅医療のノウハウを活かした新しい医療の形を模索する動きがあります[10]．

　医師が患者宅を訪問する診療スタイルは，アジア諸国でも珍しくはありませんが，日本のように，高齢者を対象に月数回の定期訪問を基本とした訪問診療を行うスタイルが保険の仕組みを含めて制度化されている例は，多くはありません．在宅医療の実態は各国で異なりますが，それぞれの国で本格的な超高齢化が始まる以前から，現地の医療・介護の多職種との関係作りを進めることは，将来海外での開業を考えている場合には有意義でしょう．加えて，制度や文化などの面で国内では実現が難しい先進的な取り組みを進めることができれば，在宅医療における1つの新しいチャレンジとなり得るでしょう．そこで得られた成果が，本格的な超高齢社会を迎えた日本でも，活かされる可能性もあります．

　近年，iPhoneやAndroid端末をはじめとするモバイル端末の普及と，AmazonやSalesforceなどクラウドサービス[※1]の普及は世界的に進んでおり，医療・介護関係者のICTに関するリテラシーが，日本以上に高いアジア諸国もあります．そうした国々では，仮に医療や介護の制度に日本と類似す

る点が多かったとしても，多職種連携ツールに求められる要件は変わるはずです．例えば，日本では，キーボードの扱いやiPadなどのモバイル端末の操作に不慣れなユーザのために，データの入力を行いやすくする画面遷移やボタン等の形態や配置に細かな工夫を施しています．ユーザが親しみを感じるように画面のデザインにもメーカーは頭を悩まします．しかし，キーボードやタブレット端末はもとより，Salesforceなどのビジネスツールに慣れたユーザが多い場合には，多職種連携ツールとして，よりシンプルなユーザインターフェイスをもち，廉価に提供されているクラウドサービスが利用可能になります．また，日本のように診療報酬や介護保険等の定期的で大規模な見直しがない場合には，それにかかわるメンテナンスの手間やコストも発生しません．

　結果，クラウドサービス等のセルフカスタマイズ[※2]機能を活用し，多職種連携ツールに医療機関独自のレポート機能も組むことで，業務システムとしての導入メリットも享受しながら，廉価に運用することも容易になってきます．国や地域によって多職種連携に参加する職種も異なりますし，多職種連携ツールで共有する情報も異なりますので，新たな地域に展開するたびに新たな多職種連携ツールを開発するのはコストがかかります．現地で新たな仲間と多職種連携の形を作っていく場合には，多職種連携ツールに対する要件を決めるにも手探りの部分が多いはずです．ワールドワイドに展開しているクラウドサービス上に基本機能を実現し，細かなカスタマイズはセルフカスタマイズ機能を活用して医療機関自身で行うのも良いアプローチの1つです．

> ※1 クラウドサービス：クラウドサービスは，従来は利用者が手元のコンピュータで利用していたデータやソフトウェアを，ネットワーク経由でサービスとして利用者に提供するものです．利用者側がPCやモバイル端末などインターネットに接続できる機器と通信環境，その上で動くWebブラウザなどを用意することで，どの端末からでもさまざまなサービスを利用することができます．
>
> ※2 セルフカスタマイズ：固有のカスタマイズを利用者自身が簡単に行える機能．自社業務に合わせて，画面レイアウトの変更や検索条件の変更などをサービス提供者に依頼することなく，自身で変更できる．また，カスタマイズの際は専用ツールを使用するため，プログラム自体を作成したり変更したりする必要がない．

実践編

国内で培ったご自身の在宅医療のノウハウをアジア諸国でさらに発展させてみたいとお考えの方は，ワールドワイドに利用可能なビジネスツールを活用して，多職種連携ツールをセルフカスタマイズで構築する選択も一考の価値ありです．このような在宅医療における新しいチャレンジからどのような成果が生まれてくるのか，今後の展開に期待するところです．

文　献

1）吉村 学：「ごちゃまぜ」で医療・介護に顔の見える関係をつくろう．週刊医学界新聞，第3006号，医学書院，2012
http://www.igaku-shoin.co.jp/paperDetail.do?id=PA03006_02

2）厚生労働省ホームページ 地域包括ケアシステム：
http://www.mhlw.go.jp/stf/seisakunitsuite/bunya/hukushi_kaigo/kaigo_koureisha/chiiki-houkatsu/

3）光城元博，他：特集「在宅ケアの質を高めるICT」．訪問看護と介護，19（4），2014

4）厚生労働省ホームページ 在宅医療の推進について：
http://www.mhlw.go.jp/stf/seisakunitsuite/bunya/0000061944.html

5）国立大学法人東京大学高齢社会総合研究機構：在宅医療と介護の連携のための情報システムの共通基盤のあり方に関する調査研究報告書．2015
http://www.iog.u-tokyo.ac.jp/?page_id=278

6）「地域包括ケアのすすめ：在宅医療推進のための多職種連携の試み」（東京大学高齢社会総合研究機構／編），東京大学出版会，2014

7）株式会社シード・プランニング「在宅看護・介護分野におけるIT利活用研究会」報告書．2014
http://www.seedplanning.co.jp/media/houkokusyo/20140520kenkyukai.pdf

8）大石佳能子：地域包括ケアシステムの実現を目指して（国際モダンホスピタルショウ2015カンファレンス講演資料），株式会社メディヴァ，2015

9）厚生労働省ホームページ 在宅医療介護連携を進めるための情報共有とICT活用：
http://www.mhlw.go.jp/file/06-Seisakujouhou-12400000-Hokenkyoku/0000073807.pdf

10）アピタル，武藤真祐：医療の実践型リーダーシップ・海外の視点「ＩＴで変わる医療のあり方」，朝日新聞デジタル，2016
http://www.asahi.com/articles/SDI201603221894.html?iref=com_api_col_innovatortop

実践編

9 さまざまなトラブルを多職種で解決！
〜得意分野で助け合える最強チームをつくろう！〜

髙木 暢

外来診療でも在宅での診療でも，日々さまざまなトラブルが生じます．サービス提供者に問題がある場合，患者さん本人に問題がある場合，患者さんの家族に問題がある場合などさまざまですが，ここではいくつかのケースを提示します．どのように多職種で連携して対応すればいいのか，多職種で連携してトラブルに対応する際の参考にしてください．

1 患者さんに問題があるケース

「モンスターペイシェント」などという言葉が流行した時期もありますが，実際に業務以外の要求をしてくる患者さんがいます．在宅医療は患者さんの自宅がメインですので，診療所や病院と異なり閉鎖的で第三者の目が入りにくい場所です．独居の方の数も増えており，必然的に密室化してしまいます．在宅でのサービスはさまざまありますが，患者さんは医師よりも看護師に，看護師よりもヘルパーに対して物が言いやすいようで，医師に言いにくいことは他職種へクレームを言ったり，暴言を吐いたりする傾向にあります．

●患者さんが本来の業務以外のことを依頼するケース

> **例**
> - 訪問看護師に買い物を依頼する
> - ヘルパーにマッサージを依頼する
> - 訪問してくるすべての職種に対してお金を貸してほしいと言う

　患者さんのキャラクターにもよると思いますが，乱暴な言い方で看護師や介護職，ケアマネジャー（以下，ケアマネ）に対して無理な要求，ときには脅迫めいた要求をしてくる場合があります．そのような場合，どのように対応すればよいのでしょうか．

〔対応の仕方・手順〕
1. その場で承諾しない
2. 要求を持ち帰る
3. 責任者であるケアマネに報告，それぞれが指示を受ける
4. ケアマネから本人へ対応できない旨を伝える

　まずは，その場で簡単にOKを出さないようにします．特に，自分1人では判断がつかないなど現場で困った場合は，**1人で抱え込まず複数人で相談**して解決します．三人寄れば文殊の知恵，という諺もあります．要求してきた患者さんには「他のスタッフと相談してお返事します」と伝えましょう．即答を求められてしまうような場合は勇気をもって「それはできません」と答えましょう．

　どの職種の方も業務内容は規定されています．介護保険の場合は，ケアマネが作成したケアプランに則った内容でサービスが提供されます．ケアプランにないサービスを行う必要はありません．「ここまでは対応できますが，これ以上は対応できません」と**明確に線引きをして患者さんに伝えることが重要です**．

　ケアマネを中心にして多職種で本人からの要求を整理し，サービス提供者

側に問題がないことを確認したうえで，他のサービス内容で対応可能なことがないか検討してケアプランを組み直します．どうしても対応困難な場合は，対応できないことを明確な線引きとともにケアマネから伝えます．ケアマネが伝えても何も変わらない場合は，主治医から伝えることも検討します．

誰でも嫌な気持ちのまま，場合によっては身の危険を感じながら仕事をすることはモチベーションに悪影響を及ぼします．ヘルパーさんや看護師さんなどの**多職種を守るためにはメンバー交代も必要**です．これは適性や能力の問題ではなく，患者（利用者）さんとサービス提供者の相性の問題として，交代することになる当事者のモチベーションを下げないように注意しながら人選します．

境界線が曖昧なまま介護サービスや医療を提供していると要求がエスカレートしてしまいます．多職種を守るためにも，**早い段階で線引きをすることが重要**です．それでも要求が止まない場合やクレームに発展する場合は，「これ以上のことを要求される場合は，もう訪問することができなくなります」と伝えましょう．それによって関係がこじれてしまったとしてもしかたがないと考えます．

> ▶ **これだけは押さえておきたいポイント**
>
> 介護保険サービスを調整する旗振り役はケアマネです．ケアマネに情報を一元化して問題点を抽出して多職種で連携します．

2 家族に問題があるケース

介護する家族にもいろいろなパターンがあります．日々熱心に介護する家族，「遠方に住んでいるため何もできません」と連絡すらとれない家族，同居しているけれども手は出さずに口だけ出す家族，などさまざまです．後々，クレームを言ってくる可能性もあるだけにいつも以上に慎重な対応が必要です．

1）介護すると言っていた家族が全く介護にかかわろうとしないケース

> **例**
>
> 「家で看取ってあげたいからよろしくお願いします．介護はできる限り協力します」と入院中の退院時カンファレンスで涙して話をする家族．
>
> 退院翌日に初回の訪問診療に伺うと，涙していた家族は不在，本人は便失禁のままシーツも汚れている．3日後に入った訪問看護師から，本人の水分摂取量が少ないと連絡あり．1週間後に訪問診療してみると，食事は賞味期限が切れたコンビニのおにぎりがベッドサイドに置かれてあるだけで患者さん本人は脱水著明．

こんなケース，皆さんも経験したことありませんか．退院時カンファレンスの内容を受けてケアマネがケアプランを作成し，医療保険でかかわることになる訪問診療，訪問看護についてもスケジュールを調整します．家族の介護力をみながら，家族に任せる内容を取り決めて，難しい部分を介護保険サービスで調整します．

しかし，実際に蓋を開けてみると，「やります」「できます」と言っていた家族が何もできない場合は多々あります．やろうとしてできないのか，全くやろうとしないのか，このあたりで次の対応が決まります．

〔対応の仕方・手順〕
1. ケアマネから家族へ連絡をとる
2. できない理由を確認し，改善策を提案する
3. 地域包括支援センターへ介護が難しそうである現状を報告する
4. それでも変化がなければ，医師からも家族へ連絡をとる
5. ケアマネと相談してサービス担当者会議を開いて次の策を検討する

患者さんの介護をするということは，家族にとってはそれまでの生活が一変するような大きな出来事です．「できていない」と叱責，指摘するのではなく，まずは家族に「もう少しこうした方がいいかもしれません」といった提案をします．家族を追及するような形にならないように注意します．

それでも介護者の協力が得られない場合，地域包括支援センターへ連絡することを考えます．（高齢者）虐待は個人では判断できませんが，予防や早期発見のため，医師も含めて多職種は，家族の介護が大変な状態かな？家族の様子が少し「おかしい」かな？と感じたところでケアマネと相談して地域包括支援センターへの連絡を検討します．

ケアマネと連携して家族が介護にかかわろうとしない理由が金銭的なものなのか，人間関係によるものなのか，地理的な問題なのかを分析して家族に少しずつかかわりをもってもらえるように依頼します．家族に対して介護することが当然だとは言わないように注意しながら，相手が逃げてしまわないように協力してもらえるように対応します．

> ▶ **これだけは押さえておきたいポイント**
>
> 介護はケアマネ，医療は医師が中心となり，合同で問題点を共有して患者さん，家族へ対応します．特に，ケアマネが1人で困ってしまうようなことにならないように，地域包括支援センターにかかわってもらう，また，状況によっては行政にも関わってもらう体制を整えます．

2) 家族はいつまでも「治る」と思っているケース

> **例**
>
> 衰弱が進んでいる癌末期患者さん．5年前の手術以降，化学療法を複数回行ってきたが効果も乏しく通院も困難となったため自宅看取りを希望して訪問診療開始となった．
>
> 入院はしていないので退院時カンファレンスはなく，地域連携室の担当者との電話連絡と診療情報提供書からの情報をまとめて初回往診を実施．家族から「早く元気になって以前のようにデイサービスに行ってほしい」との発言があり，返答に困った医師が紹介元の病院に確認すると，患者さん本人，家族には，治療は難しく予後2カ月と伝えてあると言われた．

こんなケースもよくありませんか．これは介護福祉の問題ではなく，医療

の問題になります．これまでのようにケアマネが中心になって対応するのではなく，医師が中心になって対応する必要があります．

〔対応の仕方・手順〕
❶ 家族の理解の程度の確認
❷ 前医での説明内容の確認
❸ 訪問看護師，ケアマネとの情報共有
❹ 患者さん，家族への説明内容のすり合わせ

　まず，家族が本人の病状を理解できないのか，理解しようとしないのかを確認する必要があります．予後2カ月と告知をされたことで迫り来る死を受け入れることができずに現実を拒否・否認しているような段階なのか，病院の医師から説明を受けた際に混乱していて話の内容を全く覚えていない状態なのか，説明された内容を理解するための理解力の問題なのか，それとも他に理由があるのか，今後の対応方法・方針を決めるためにも確認する必要があります．

　このあたりの細かい情報は医師が家族に直接確認する必要がありますが，医師には直接話をしようとしない場合もあるため，訪問看護師に依頼することも検討します．また，ケアマネの方が患者さん，家族と付き合いが長く話をしやすい存在という場合もありますので，ケアマネに情報を引き出してもらうこともあります．一方で，医師はそれまでの主治医と直接連絡を取り合って医学的な状態，外来での様子，外来での家族のかかわり方などの情報を得ます．外来に家族が付き添っていても，家族は診察室に入らず，本人だけが医師から説明を受けている場合もあります．

　得られた情報を整理して，医師と訪問看護師との間で患者さん，家族への説明内容をすり合わせて相違のないようにします．また，前医での説明内容を再度確認して，患者さん，家族がどのように説明され，どのように受け止めているのか確認します．在宅での療養をサポートするメンバーがそれぞれ違った説明をしてしまえば，残された時間が少ないなかで信頼関係を損ないかねません．

　医師からは残念だが「治る」ことはないということをしっかりと説明しま

す．どれだけ説明しても受け入れられない家族もあります．一度では理解できないことも十分に想像されますので，そのような場合は訪問診療の際にくり返し同じ内容を説明する必要があります．訪問診療の時間だけでなく，家族に診療所などへ足を運んでもらい複数のスタッフの同席のもとで説明することも検討します．重要なことは**今後の見通しを大まかに説明する**ことです．いつ頃にどのようなことが起こる可能性があるのかわかりやすく説明します．できればケアマネにも同席してもらい，その場でケアプランについても相談することができるとスムーズに調整ができるでしょう．

> ▶ **これだけは押さえておきたいポイント**
>
> 　介護保険サービスをマネージメントするケアマネに医療の細かい内容も共有してもらう必要がある場合もあります．ケアマネによって，経験年数はもちろん，バックグラウンドとなっている業種が看護師，薬剤師，ヘルパーなどさまざまであるため，医療内容への理解力には個人差があります．医師はケアマネをパートナーとして，チームのメンバーと連携して患者さん，家族とかかわっていくようにします．

3 サービス提供者に問題があるケース

　介護保険サービスを提供する多職種は文字通り多岐に渡ります．かかわる職種が多ければ多いほど，さまざまな人がかかわるためトラブルも生じやすいと言えます．自宅は患者さんのホームであり，病院や診療所で働く医療者にとっては完全アウェーでの医療になります．アウェーでは予想外なことが生じた場合に対応が後手に回ることもあるため，介護職も含めてサービス提供者は**アウェーで仕事をするということを常に認識**しておく必要があります．

1) 患者さんから「ケアマネと連絡がとれない」と言われたケース

> **例**
> - リハビリについて相談したいのにケアマネが来てくれない
> - 電話しても折り返しの電話がない
> - 相談しても親身になって相談に乗ってくれない

　ケアマネは多い人で30人近くの患者（利用者）さんを受け持っています．患者さんによって，医学的に重篤な場合もあれば医学的に安定している場合，介護に大きな問題がある場合などさまざまです．ケアマネには，月に1回は利用者さんの自宅を訪問してケアプランの内容を確認する義務があります．このようにケアマネも忙しいため，患者さんに十分な対応をしきれない場合もあります．

> 〔対応の仕方・手順〕
> ❶ 患者さんから詳細を聞き出す
> ❷ 他の多職種から情報を集める
> ❸ ケアマネに状況を確認する
> ❹ 家族，ケアマネと相談して対応策を検討する

　24時間対応する義務がなくても，患者さん，家族の生活時間に合わせて時間外や休日に出勤して対応し頑張っているケアマネも多いのが実情です．筆者が経験したケースではケアマネに他意があったわけではなく，コミュニケーション不足が背景にある可能性もありました．しかし，実際に患者さんから連絡がとれないと訴えがありました．

　経緯を患者さんから聞き出し，多職種からも情報を集めます．より詳細に訴えを聞くために訪問看護師や診療所の看護師などに時間をかけて聞き出してもらう必要もあります．

　仮に，ケアマネが連絡を怠っていたなどケアマネに非があった場合は，医師からケアマネにその旨と患者さんが不安がってしまっていることを伝えま

す．患者さん，家族からケアマネの交代を希望されれば，実際にケアマネを交代することも可能です．多職種と相談して新しいケアマネを選定し，患者さん，家族へ推薦し，交代となればケアマネ同士で引き継ぎをしっかりと行ってもらいます．

> ▶ **これだけは押さえておきたいポイント**
>
> 　もし，訪問診療などの際に患者さんや家族がケアマネへの不満を少しでも口にするようなことがあれば，単なる不満と流さずに早めの対策として詳細を聞き出す努力をしましょう．訴えがケアマネに対するものなのか，ケアプランの内容に対するものなのか，どこにあるのか把握して対応します．介護保険サービスの内容だとしても，患者さんを取り巻く多職種チームのリーダーとして医師が対応することが求められます．

2) ヘルパーさんを代えてほしいと言われたケース

例
- 介助のしかたが雑で困る
- 掃除のしかたが気に入らない

「車いすへの介助のしかたが雑で，ベッドに戻る際もゆっくりと移乗してくれない．掃除をしてもらうけれども汚い雑巾で適当にやるから，あんなやり方ならばやらなくてもいいです」

こんな訴えは意外と多く聞かれます．人生の先輩たちが，体が不自由となりヘルパーの介助を受けている毎日のなかで，自分で思うように動けない不甲斐なさ，自分のやり方とは違うやり方で対応される憤りなど，いろいろな思いからいろいろな感情も起きるでしょう．そのために，ヘルパーなどへこのような形であたってしまうこともあります．一方で，訴えの通りに介助のやり方が不十分なケースもあります．移乗技術が未熟だったり，道具の使い

方が不十分だったり，介助する方にも問題があるかもしれません．

　ケアマネを中心に患者さん，家族の訴えを引き出し，ヘルパーと事実確認をしてもらいます．移乗技術であればベテランヘルパーや看護師からさらなる指導・練習を受けたり，患者さんのやり方・主張に合わせた対応を検討するなど改善をめざします．

　一番困ることは，患者さん，家族が「もうヘルパーは使わない」と考えてしまい，患者さん本人の日常生活がより不自由となって家族に介護負担が増えることです．うまくいかない場合は，ヘルパー交代，場合によっては事業所の変更も検討する必要があります．

4 おわりに

　在宅療養では医療保険での訪問診療，介護保険での各種サービスなどのため，受け入れる患者さん，家族にとってみれば日替わりで違う人がひっきりなしに家に訪れたり，デイなどの行く先々でもいろんな人とかかわったり，実にたくさんの人と接しなければなりません．

　来る時間に合わせて自宅で待機している患者さん，家族の側からすれば，来る人（サービス提供者），時間によって気分も違えば体調も異なります．先述の通り，密室となりうるアウェーでのサービス提供は患者さんも緊張している状態ですので，サービス提供者側もそういった自覚をもって対応する必要があります．

　本稿ではいくつかのトラブルケースとその対応を提示しました．一番大切なのは日々，多職種連携をしっかりと行い些細なことと思われる内容でも情報共有して患者さん，家族，サービス提供者側の三者がお互いに我慢することなくサービスの提供を行えるようにすることだと考えます．

文　献
1）「医療職が部下を持ったら読む本」（裴英洙/著，日経ヘルスケア編），日経BP社，2014

> Column もっと知りたい！
> ## 往診カバンの中身［基本セット編］
> 鶴岡優子

　ご自分の往診鞄をお持ちでしょうか？　鞄をお持ちでなくても，中身に興味をおもちいただくと，在宅医療のさまざまなカタチをみることができます．「往診カバンの中身」とは，狭義の往診だけではなく，訪問診療など医師が診療のため患者宅を訪問するときに使うモノとしましょう．まずは，どんな医師でも持って出かけたい基本セットを紹介します．

🧰 カバンそのモノ

　モノを入れるモノです．映画やドラマでは，黒い革の重厚な鞄がよく使われますが，重くて，高価で，使い勝手が悪いと，最近はあまり人気がありません．ナイロン製や布製の鞄，ビジネス仕様の旅行鞄，ホームセンターで購入できる工具入れ，釣り道具入れ，カメラ道具入れ，スーパーマーケット用のカゴなどが愛用されています．すぐに中身を取り出すことができ，補充と整理がしやすいことも鞄選びには重要な視点です．

🧰 必須アイテム3つのモノ

　筆者は10年前から「往診カバン」に興味をもち，調査研究の旅を続けています．在宅医に「外せないモノは？」と尋ねると，**聴診器**，**携帯電話**，**パルスオキシメーター**の3つの返答が多いようです．在宅医療の特徴として，患者と物理的距離があること，多事業所の多職種と協働で24時間体制を維持することがあげられ，モノからもそれを間接的に知ることができます．酸素飽和度として数字化すること，スマホ写真に撮って画像化・電子化することは，情報共有するためにも重要なのです．なお，世の中では携帯電話のほとんどがスマートフォン（以下，スマホ）におき変わりつつありますが，仕事ではガラパゴス携帯を愛用する医師が少なくありません．

🧰 診察に使うモノ

　診察に使う道具として，まず聴診器が筆頭にあげられます．バイタル測定に使うモノも代表格となりますが，血圧計，体温計，体重計などは患者宅にあることも多く代用がききます．ペンライトは瞳孔や口腔内を診るときはもちろん，照明の少ない在宅では大活躍するモノです．舌圧子も使い捨てのモノがあると便利で，文字通り舌を上から押さえるだけでなく，滅菌なので軟膏を塗るためのヘラとし

て使用することもできます．打腱器，眼底鏡，耳鏡，メジャーなど，毎回は使わない道具の場合，往診カバンに入れて持ち歩くか，往診車や診療所内に保管しておくかは意見が分かれます．採血検査は自宅で普通にできるので，アルコール綿，駆血帯，シリンジ，針，スピッツ，医療廃棄物入れをひとまとめにしておくと便利です．超音波検査は今急速にシェアを伸ばしている一方，ポータブルＸ線検査，心電図検査などを患者宅で行う医師は少数派になってきました．

診療に使うモノ

　実際の訪問診療では院外処方箋を発行することが多いのですが，夜間や休日の往診のために，よく使う内服薬や注射薬などは往診カバンに準備しておきます．医師の専門性にかかわらず持ち歩く薬剤としては，抗菌薬，ステロイド，ブドウ糖，エピネフリンが代表格です．よく使うモノ，緊急性を要するモノを優先することが重要です．その他，尿道カテーテルや，気管カニューレの交換なども日常的に行われていますが，これは患者ごとにサイズやメーカーが異なるのでカバンに入ることは少なくなります．医療廃棄物が出た場合は，危険がないようにハードな入れモノに入れて，医療機関に持ち帰ります．診療の後は，手を洗わせてもらうことが多いですが，洗面所を借りにくい状況も少なくないので，手袋や手指消毒薬を常備しておきましょう．

記録や情報共有に使うモノ

　医療機関内でカルテが電子化されていても，他の医療機関や介護事業所もそうとは限らず，在宅医療の世界ではいまだ紙のやりとりがメインのようです．医師が作成する文書として，診察してその場で発行する処方箋やいろいろなタイプの診断書があります．作成するためのボールペンと印鑑も必要になります．他職種との情報共有の方法もさまざまで，文書，電話，ファックス，電子メールからSNSまで，事業所によって地域によって温度差があります．例えば，栃木県では県医師会のサポートで，医療介護専用SNSが浸透しつつあります．急ぎの場合は電話で話した方が早く，複雑な問題には対面でのコミュニケーションが優先です．いずれのツールも，情報とともに守秘義務やITリテラシーも一緒に共有できる信頼関係がないと成立しません．

訪問・移動に使うモノ

　患者宅への移動は車を使われる方が多いでしょうか？　車は天候に左右されず，モノの保管ができ同時に複数人数で移動できる便利なモノです．しかし，都会では駐車場の確保が難しく，自転車や電車・地下鉄・バスを利用する医師もいます．

はじめての訪問では，カーナビやスマホ，住宅地図を利用される方も多いようです．

往診カバンの中には医師の価値観が詰まっています．患者宅でどんな医療ができるのか，期待されているのかを考えてカバンの中身を決めていきます．地域性と医師の価値観でも持ち歩くモノは違います．無制限に持って行くことはできません．そこには取捨選択を繰り返した結果が詰まっているのです．

（p.242［オプション編］に続きます）

参考資料
1）鶴岡優子：往診時の持ち物．日本医師会雑誌，139：54-57，2010
2）鶴岡優子：往診鞄に見る在宅医療のカタチ（前編）往診鞄の実際．熟練医の経験と工夫に学ぶ．日経メディカル，6月号：91-94，2009
3）鶴岡優子：往診鞄に見る在宅医療のカタチ（後編）効率的な往診鞄．標準化や軽量化など，工夫様々．日経メディカル10月号：119-122，2009

> Column もっと知りたい！
> ## 往診カバンの中身［オプション編］
> 鶴岡優子

　前稿では在宅医療のなかで，医師が「診察と診療のため患者宅を訪問するときに持参するモノ」を基本セットとして紹介しました．本稿ではすべての医師が持参するモノではなく，医師の専門性，スキル，フィロソフィーで，意見が分かれる部分のモノを紹介します．在宅でどこまで検査するのか，治療するのかは，その地域のもつ医療資源，介護資源，患者のニーズと病状，そして患者と医師の価値観に影響を受けるようです．

検査をどこまで

　身体診察のほか，血液検査，テープを使った尿検査，培養などに関しては，そのまま在宅で問題なくできます．すぐに検体が採取できるように，例えば採血であれば，注射器，注射針，駆血帯，アルコール綿，医療廃棄物入れなどでセットを組んでひとまとめにしておいた方が，現場では使いやすいようです．CTやMRIなどの大きな機器を使った画像検査は在宅では難しく，病院などの外来や入院でお願いすることがほとんどです．超音波検査を在宅で活用している話も最近よく聞きますが，超音波の有効性は，その性能もさることながら使用者のスキルにも左右されます．膀胱内の尿の貯留量を確認するためだけに使うときもあるし，肝臓へのがんの新しい転移を見つけることもできるし，腹水を抜くときに穿刺部を探るのに使うこともできます．また在宅では，いろんな手技を行うこともあり，それに伴った検査を行うこともあります．例えば胃瘻交換時の内視鏡検査などが代表例です．

治療をどこまで

　薬の処方箋や，注射薬や点滴に関してはどの医師の往診カバンの中にも何か入っているのではないでしょうか？ そして，その注射薬や点滴の内容については，患者側の必要性に応じて医師が考えてカバンに入れるかどうかの取捨選択を行っています．注射などを行った後は，後始末と次回のための準備，つまりメインテナンスが重要です．医師がやることもあれば，医療機関内で看護師やその他のスタッフがサポートする場合もあります．

　在宅療養支援診療所を開業してわかったことですが，患者さんからの一番多い質問は「家で点滴できますか？」でした．点滴をするための道具と手技は簡単なものですが，在宅医療の場合は管理するのは本人か家族です．手技ができそうな

状況か,負担が重すぎないか,持続可能な状況か,そもそも点滴が有効な状態かを見極めながら治療方針を立てていきます.医療機関によっては,ＡＥＤやアンビューバッグなど,心肺蘇生に使う道具も持ち歩く医師がいますが,使用頻度は低くむしろ救命できる急変であれば,往診車で向かうより救急車を呼んだ方がいいとする考え方もあります.

患者さん個別のモノ

　胃瘻,気管カニューレ,尿道カテーテルなどは患者によってサイズも交換頻度も違います.トラブルや破損なども考え,余裕をもって準備しておくことが大切です.医療機関にストックを置くと考えるのが普通ですが,在宅の場合は患者宅もバックヤードと考え,保管の環境や使用期限などに注意しながら,患者家族とストックの取り決めを行います.例えば,胃瘻抜去などは在宅でよくあるトラブルです.バルーンが破裂していることも多く,次の新しい胃瘻を入れるまでに時間がかかると,瘻孔が狭くなって再挿入ができなくなるので,一時的な代用品として同じ径の尿道カテーテルを挿入できるように,患者宅に置かせてもらうこともあります.また,気管カニューレが留置されていると,喀痰吸引を伴うことも多いですが,それらの道具の管理についても相談されることがあるので,適切な方法を考えておくと良いでしょう.

情報共有と距離感をどこまで

　医療機関が発行する診療情報提供書にはじまり,訪問看護指示書,ケアマネジャーとの居宅療養管理指導書など,在宅では多くの紙媒体が行き来しています.メールやファックス,電話でのやりとりも加わり,患者一人ひとりの情報共有にさまざまなツールが使われているのです.患者家族もインターネットで調べ勉強し,新聞,雑誌,テレビからは健康情報があふれています.医療者をはじめとした専門職も,学会や勉強会,教科書,メーリングリストなどで常に勉強しているので,それらの融合,統合が必要となってくるのです.

　また,わかりきったことですが,患者さんとは親兄弟の間柄でもなければ,夫婦でもありません.患者と主治医として出会ったご縁をどう紡いでいくのか,それぞれの価値観に委ねられます.自宅に訪問した際,お茶やお菓子を出されたらどうするのか,患者さんが亡くなった後のご挨拶をどうするか,その距離感は医師によって違います.家族へのグリーフケアを兼ねて焼香などに伺う際に,線香や花束を持って行く人もいれば,真心だけ持って行くという人もいます.死亡診断書をお渡しした時点で関係性が終了する人もいれば,葬儀まで参列する人もいて,それぞれに理由があります.

まとめ

最後に，往診カバンの中に入れる基本セットとオプションを表1にまとめました．往診カバンに何を詰めていくか？ 医師の価値観だけでなく，地域によって，時代によって，ニーズによって，往診カバンの中身が変化していくのです．

表1 往診カバンの中身

	基本	オプション
診察	・聴診器 ・パルスオキシメーター ・ペンライト ・血圧計，体温計 ・手指消毒薬	・メジャー，分度器 ・打腱器 ・眼底鏡，耳鏡 ・舌圧子 ・筆，音叉など
検査	・採血セット 　駆血帯，シリンジ， 　注射針，採血スピッツ， 　アルコール綿 ・医療廃棄物入れ	・尿検査セット ・血糖測定器セット ・超音波検査セット ・内視鏡 ・心電図など
治療	・院外処方箋 ・院外処方でない場合や夜間・休日に臨時で使う内服薬 ・注射薬セット ・点滴薬セット ・使い捨てビニール手袋 ・創傷被覆材 ・テープなど	・導尿セット ・経管栄養セット ・AED ・アンビューバッグ ・洗浄セット ・食品用ラップフィルム（サランラップ®など） ・穴あきポリエチレン ・オムツ，ペットシーツ ・デブリドマンセット
コミュニケーション	・携帯電話 ・スマートフォンまたはタブレット 　またはデジタルカメラ ・名刺 ・筆記用具	・電子カルテ（パソコン） ・ファイル ・メモ用紙 ・パンフレット ・封筒 ・のり
その他	・主治医印鑑 ・診療情報提供書 ・（死亡）診断書	・地図 　またはカーナビ ・乾電池

資料編

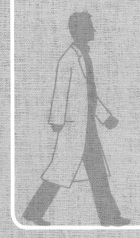

資料編

1 主治医意見書作成のための
チェックリスト

(別添2)

主治医意見書　　　　　　　　　　　　　　　記入日　平成　　年　　月　　日

| 申請者 | （ふりがな）ひつじだ はなこ
羊田 花子
明・大・昭 2 年 8 月 8 日生（88歳） | 男・⼥ | 〒
〇〇市△△町2-2-1
連絡先（　　） |

上記の申請者に関する意見は以下の通りです。
主治医として、本意見書が介護サービス計画作成に利用されることに　☐同意する。　☐同意しない。

医師氏名　〇〇〇
医療機関名　△△△
医療機関所在地　▢▢▢
電話　〇〇〇（△△△）××××
FAX　〇〇〇（△△△）▢▢▢▢

(1) 最終診察日　　平成 28 年 3 月 11 日
(2) 意見書作成回数　☐初回　☑2回目以上
(3) 他科受診の有無　☐有　☑無
（有の場合→）☐内科　☐精神科　☐外科　☐整形外科　☐脳神経外科　☐皮膚科　☐泌尿器科　☐婦人科　☐眼科　☐耳鼻咽喉科　☐リハビリテーション科　☐歯科　☐その他（　　　）

1. 傷病に関する意見 ❶
(1) 診断名（特定疾病または生活機能低下の直接の原因となっている傷病名については1.に記入）及び発症年月日
　1. アルツハイマー型認知症　発症年月日（昭和・平成）24年　月　日頃
　2. 両側変形性膝関節症　発症年月日（昭和・平成）22年　月　日頃
　3. 骨粗鬆症　発症年月日（昭和・平成）16年　月　日頃
(2) 症状としての安定性　☑安定　☐不安定　☐不明
（「不安定」とした場合、具体的な状況を記入）

(3) 生活機能低下の直接の原因となっている傷病または特定疾病の経過及び投薬内容を含む治療内容
〔最近（概ね6ヶ月以内）介護に影響のあったもの　及び　特定疾病についてはその診断の根拠等について記入〕

両側の膝の痛みで平成22年から通院中。
平成24年頃から来院日時を間違えたり、薬のみ忘れが多くなった。
自宅でも火の消し忘れなどがあり、平成24年にアルツハイマー型認知症と診断。
現在、ドネペジル内服中で HDS-Rは18点/30点。、定期的にヒアルロン酸の関節注射
も行っている。近くに住む娘さんと来院。杖歩行。時折どなり散らすこと。普段はおだやかだが娘さんには

2. 特別な医療　(過去14日間以内に受けた医療のすべてにチェック) ❷

処置内容	☐点滴の管理　☐中心静脈栄養　☐透析　☐ストーマの処置　☐酸素療法 ☐レスピレーター　☐気管切開の処置　☐疼痛の看護　☐経管栄養
特別な対応	☐モニター測定（血圧、心拍、酸素飽和度等）　☐褥瘡の処置
失禁への対応	☐カテーテル（コンドームカテーテル、留置カテーテル 等）

3. 心身の状態に関する意見 ❸
(1) 日常生活の自立度等について
・障害高齢者の日常生活自立度（寝たきり度）　☐自立　☐J1　☑J2　☐A1　☐A2　☐B1　☐B2　☐C1　☐C2
・認知症高齢者の日常生活自立度　☐自立　☐I　☑IIa　☐IIb　☐IIIa　☐IIIb　☐IV　☐M
(2) 認知症の中核症状（認知症以外の疾患で同様の症状を認める場合を含む）
・短期記憶　☐問題なし　☑問題あり
・日常の意思決定を行うための認知能力　☐自立　☑いくらか困難　☐見守りが必要　☐判断できない
・自分の意思の伝達能力　☑伝えられる　☐いくらか困難　☐具体的要求に限られる　☐伝えられない
(3) 認知症の周辺症状（該当する項目全てチェック：認知症以外の疾患で同様の症状を認める場合を含む）
☐無　☑有　{ ☐幻視・幻聴　☐妄想　☐昼夜逆転　☐暴言　☐暴行　☑介護への抵抗　☐徘徊
　　　　　 ☑火の不始末　☐不潔行為　☐異食行動　☐性的問題行動　☐その他（　　　）}
(4) その他の精神・神経症状
☑無　☐有　[症状名：　　　　　　　　　　　　　　　　専門医受診の有無 ☐有（　　　）☐無]

(p.248へ続く)

基礎編-1では主治医意見書を書くうえでのポイントを解説しました．本稿では具体例を用いて，実際の作成で注意すべきポイントをチェックリストとして示してみました．ぜひ記入の際に参考にしてください．

❶ **傷病に関する意見**

（1）診断名

最も生活機能低下の原因となる傷病名を上に書く！

「認知症」はダメ！「アルツハイマー型認知症」など具体的に．

（2）症状としての安定性

安定か不安定かの基準は「今後おおむね6カ月以内に介護の手間が増すかどうか」のみ！ 歩行や立位が不安定などは関係なし！

（3）生活機能低下の直接の原因となっている傷病または特定疾病の経過及び投薬内容を含む治療内容

機能低下の程度や介護やリハビリの状況について詳しく記載を！ 処方や医学的治療についてはむしろ簡潔に．認知症についてはHDS-RやMMSEなど診断の根拠を！

❷ **特別な医療**

患者さん自身で処置ができる場合はチェックできないことに注意！

（例：酸素療法を導入しているが，すべて患者さんが自分で行っている）

❸ **心身の状態に関する意見**

Ⅰは年相応，Ⅱa以上は通常より介護の手間がかかると判断します．要支援2か要介護1かの判断は，原則Ⅰであると要支援2，Ⅱa以上は要介護1となります．ここは主治医の最も重要な判断箇所の1つです！

パーキンソン病など症状に日内変動がある場合などは，一番悪い状態で評価し，日内変動がある旨を5の「特記すべき事項」に記載を！

（たまたま認定調査員が来たときに，状態がよい可能性があるため）

(p.246より続き)

(5) 身体の状態
- 利き腕：☑右 □左　身長＝146 cm　体重＝52 kg　過去6ヶ月の体重の変化　□増加　☑維持　□減少
- □四肢欠損　（部位：　　　　　　　　　　　　　）
- □麻痺
  - □右上肢（程度：□軽 □中 □重）　□左上肢（程度：□軽 □中 □重）
  - □右下肢（程度：□軽 □中 □重）　□左下肢（程度：□軽 □中 □重）
  - □その他（部位：　　　　　程度：□軽 □中 □重）
- ☑筋力の低下（部位：両側下肢　　　　　　　　　　　程度：□軽 ☑中 □重）
- □関節の拘縮（部位：　　　　　　　　　　　　　　　程度：□軽 ☑中 □重）
- ☑関節の痛み（部位：両膝　　　　　　　　　　　　　程度：□軽 □中 □重）
- □失調・不随意運動・上肢　□右　□左　・下肢　□右　□左　・体幹　□右　□左
- □褥瘡
- □その他の皮膚疾患（部位：　　　　　　　　　　　　程度：□軽 □中 □重）

4．生活機能とサービスに関する意見 ④

(1) 移動
- 屋外歩行　□自立　☑介助があればしている　□していない
- 車いすの使用　☑用いていない　□主に自分で操作している　□主に他人が操作している
- 歩行補助具・装具の使用（複数選択可）　☑用いていない　□屋外で使用　□屋内で使用

(2) 栄養・食生活
- 食事行為　☑自立ないし何とか自分で食べられる　□全面介助
- 現在の栄養状態　☑良好　□不良
- → 栄養・食生活上の留意点（　　　　　　　　　　　　　　　　　　　　　　　　）

(3) 現在あるかまたは今後発生の可能性の高い状態とその対処方針
- □尿失禁　☑転倒・骨折　☑移動能力の低下　□褥瘡　□心肺機能の低下　☑閉じこもり　☑意欲低下　□徘徊
- □低栄養　□摂食・嚥下機能低下　□脱水　□易感染性　□がん等による疼痛　□その他（　　　　　）
- → 対処方針（リハビリによる筋力維持、デイサービスによる精神的安定　　　　　　　）

(4) サービス利用による生活機能の維持・改善の見通し
- ☑期待できる　□期待できない　□不明

(5) 医学的管理の必要性（特に必要性の高いものには下線を引いて下さい。予防給付により提供されるサービスを含みます。）
- □訪問診療　□訪問看護　□看護職員の訪問による相談・支援　□訪問歯科診療
- □訪問薬剤管理指導　□訪問リハビリテーション　☑短期入所療養介護　□訪問歯科衛生指導
- □訪問栄養食事指導　☑通所リハビリテーション　□その他の医療系サービス（　　　　）

(6) サービス提供時における医学的観点からの留意事項
- ・血圧　☑特になし　□あり（　　　　　）　・移動　☑特になし　□あり（　　　　　）
- ・摂食　☑特になし　□あり（　　　　　）　・運動　☑特になし　□あり（　　　　　）
- ・嚥下　☑特になし　□あり（　　　　　）　・その他（　　　　　　　　　　　　　　）

(7) 感染症の有無（有の場合は具体的に記入して下さい）
- ☑無　□有（　　　　　　　　　　　　　　　　　　　　　）　☑不明

5．特記すべき事項 ⑤
要介護認定及び介護サービス計画作成時に必要な医学的なご意見等を記載して下さい。なお、専門医等に別途意見を求めた場合はその内容、結果も記載して下さい。（情報提供書や身体障害者申請診断書の写し等を添付して頂いても結構です。）

> 7年前に夫が他界し、現在は独居です。近くに娘さんが住んでいるものの、週3回はパートに出ているため、日中は一人で自宅におり、転倒や火の始末など危険な状況です。認知症については、少しずつ進行しており、娘さんに暴言をロ工くなど、介護の手間が増えてきています。現在、週3回のデイサービスを受けていますが、継続が必要と思われます。

❹ 生活機能とサービスに関する意見
　(1) 移動
　　　介護認定審査会で特に注目される項目の1つです．筋力低下や失調症状などの程度との整合性がとれない場合は疑問になります．家族や介護者の情報をもとに正しく記載を！
　(2) 栄養・食生活
　　　むせこみがあれば，「留意点」の括弧内に記載！
　(3) 現在あるかまたは今後発生の可能性の高い状態とその対処方針
　　　安易に多くチェックするのではなく，今後サービス導入により特に改善が見込まれるものをチェックしましょう．そして「対処方針」の欄には改善のために必要な具体的サービスを記載してください．
　(4) サービス利用による生活機能の維持・改善の見通し
　　　基本的には「期待できる」にチェックすると思います．
　(5) 医学的管理の必要性
　　　実際のサービス導入を考え，勧めるべきものにチェック！
　　　特に要支援1レベルの申請者に訪問診療などのチェックがあったり，すべての項目にチェックがあると信頼性が失われます．
　(6) サービス提供時における医学的観点からの留意事項
　　　高血圧患者さんのリハビリや脳梗塞患者さんの食事などで留意すべきことがあれば記載してください．
　(7) 感染症の有無
　　　入院歴などがなく，未検査の場合は「不明」で構いません．

❺ 特記すべき事項
まずは絶対に空欄にしない！
挨拶ではないので「よろしくお願いします」のみにはしない．
家族の状況や病状の特殊性など，申請者特有の情報を特に記載．
介護認定審査会では特にココに着目しています！

（大橋博樹）

資料編 2 在宅医療導入時チェックシート

　在宅医療導入時チェックシート記入のポイントや注意点を解説します．筆者が勤務するクリニックでオリジナルに作成し実際に使用しているものです．**簡潔にフリーハンドで記入するようにしましょう．**

（本文中の❶〜⓭は図中の数字と対応）

❶ スタッフの誰が依頼を受けたかわかるようにします．

❷ 自動車を停めるスペースの有無も確認します．

❸ 連絡がつきやすい電話番号を教えてもらいます（key personの電話番号も）．

❹ 退院時共同指導料，在宅移行早期加算算定のために必要です．

❺ 患者負担の確認，利用できる福祉サービスの確認を行います．

❻ 近隣の薬局で対応が可能か判断が必要です．調剤薬局との連携が重要です．

❼ 入院中の情報で不足・不正確な場合は家族にも確認をしましょう．主治医意見書作成の際にも必要です．

❽ 介護者と意思決定者が異なる場合があります．よく確認しましょう（例えば，介護者は息子の妻，意思決定者は息子）．

※以下❾〜⓭はp.252の説明です

❾ 区分変更が必要になるかの検討材料になります．

❿ 型番や交換時期・交換場所も確認しましょう．

⓫ 紹介元が必ず受けてくれるとは限りません．地域の病院に依頼しなければならないこともあります．

⓬ 誰がいつ，どこで本人・家族へ説明したか（それぞれの受け止め方も含めて）．

⓭ 本人と家族で説明内容や受け止め方が異なるケースがあります．

訪問診療導入メモ

ID:＿＿＿＿＿＿

依頼を受けた日 《　　　　　　　》 ❶
依頼を受けた人 《　　　　　》

名前：　　　　　　　　　（男・女）

年齢：　　　　　歳　　　生年月日：　　年　　月　　日

❷ 住所：〒　　－

❸ 電話：　自宅　　　　　　　　携帯電話

●紹介元は？　　　　　　　●直近1年間の入院日 ❹
　　　　　　　　　　　　　　　退院日

●主病名は？
＃
＃　　　　　　　　　　　　●退院先
＃

●病状経過は？　　　　　　●医療証の有無・種類 ❺

●特殊な処方は必要ですか？（特に医療用麻薬の有無）：❻
　　　無　　　　有（　　　　　　　　　　　）

●どんな状態ですか？ ❼

　　　　　　　ADL　　　　　　　　　　　　IADL
着替え：　自立　　介助　　　　買い物：　自立　　介助
食事：　　自立　　介助　　　　家事：　　自立　　介助
移動：　　自立　　介助　　　　金銭管理：自立　　介助
排泄：　　自立　　介助　　　　炊事：　　自立　　介助
入浴：　　自立　　介助　　　　長距離移動：自立　　介助

●どんな家族構成ですか？※主な介護者（key person）は誰でしょうか？ ❽

1/2
（p.252へ続く）

資料編

(p.251より続き)

●どんな介護サポートがありますか？ ❾

介護保険	無	要支援 1 2	要介護 1 2 3 4 5
ケアマネ	無		連絡先：
訪問看護	無	曜日：	連絡先：
訪問リハ	無	曜日：	
デイサービス	無	曜日：	
ヘルパー	無	曜日：	
訪問入浴	無	曜日：	
その他			

●必要な医療デバイスは何ですか？ ❿

胃瘻	尿バルーン	気管切開	IVH	HOT：	L
その他				HOT業者：	

●今後の方針はどうなっていますか？ 受け入れ態勢は整ってますか？

看取り希望　　　　　・未定　・自宅　・病院（　　　　　　　　　　　　）
⓫ 急変時バックアップ　・未定　・病院（　　　　　　　　　　　　）

⓬ 終末期の場合：予後告知の有無 ｛ 本人
　　　　　　　　　　　　　　　　 家族

⓭ ●本人・家族は現状を納得していますか？ どう考えていますか？

　本人　　　・納得している　　　・納得していない

　家族　　　・納得している　　　・納得していない

●受け入れ：　　了承　　　断念

●担当医師：　　○○（水）　　××（火・木・金）　　□□（月）

●初回訪問日：　　月　　日　　時　　ごろ

●今後の課題

(髙木 暢)

3 ポリファーマシー防止のための チェックリスト

資料編

　ポリファーマシーは問題となることが多いですが，現在のように高齢化社会で併存疾患が多い環境下では，複数の薬が必要となることも多いのが実状です．このような背景から，ポリファーマシーのなかには"適切なポリファーマシー"と"問題のあるポリファーマシー"があると言われています（表1）．

　では，この"問題のあるポリファーマシー"を防止するためにはどうしたらよいのでしょうか？

　ポリファーマシーが生じる要因として大きく分けて，①患者側の要因，②医療側の要因，③環境要因の3つがあります．これら種々の要因が絡み合うケースが多く存在しているなか，**ポリファーマシー防止のために最も重要なことは，薬が使用される現場にいろいろな視点が入ること，つまり，多職種によるかかわり**です．不適切処方を回避するための10のステップという方法がありますが（表2），この運用に関してもその患者の治療やケアに携わる医療者・介護者の協働が必要です．特に，患者自身や生活環境といった患者のプロフィールの把握に関しては，患者・家族・介護に携わる方々の視点が重要となります．

　高齢者に対する，ポリファーマシー防止のためのツールとして，Beers Criteria, STOPP (screening tool of older person's potentially inappro-

表1　適切な/問題のあるポリファーマシーの概念

適切なポリファーマシー	・複雑な病態，多疾患併存に対して適切な薬剤使用であり，処方が最良のエビデンスに基づいている
問題のあるポリファーマシー	・複数の薬剤が不適切に処方され，薬物治療の意図する利益が得られない ・治療による害（副作用，相互作用）が利益を上回る ・治療がエビデンスに基づいていない ・経済的な負担が大きい

文献1と文献5を参考に作成

表2 不適切処方を回避するための10のステップ

《患者のプロフィールを作成するための情報収集》	
❶現在の使用薬剤を確認する	● お薬手帳での処方内容確認，持参薬確認 ● アドヒアランスの確認（服用状況，生活状況，治療に対する不安など） ● 市販薬や健康食品の購入の有無の確認
❷副作用のリスクを評価する	● 薬物有害反応のリスクとなる予測因子を把握する ・薬の数（8以上：ハイリスク，5〜7：中等度リスク），副作用の既往，アレルギー歴，薬物の代謝・排泄能低下（腎機能，肝機能） ・薬物の心身への影響（降圧薬，糖尿病治療薬，精神神経薬，睡眠薬，鎮痛薬など） ・認知機能障害，独居，非アドヒアランスの既往
❸ハイリスク患者の生命予後を評価する	● 限られた生命予後に対して不適切な予防薬が処方されていないかを確認する
❹評価した生命予後を参照して，ケアのゴールを明らかにする	● 余命，機能障害，QOL，患者や介護者の優先順位を参照し，ケアのゴールを決定する ● 患者と介護者の考えを引き出す ● 機能改善・維持，症状緩和のどれを目標にするのかを明確にする
《治療決断のために診断的データと薬物治療データを統合する》	
❺継続されている治療の現在の適応を明らかにして確定する	● 適応，用法・用量の確認 ● 適応があるのに処方されていない薬はないか ● 予後改善，症状緩和に対する治療効果の確認
❻疾患特異的な薬物治療の効果までの時間を決める	● 多くの薬は一次予防または二次予防を目的にしていることに留意し，治療薬の継続・代替・中止を評価 ● 予防薬の効果判定期間と患者自身の予後との時間的関係を考慮
❼治療中止を支持する疾患特異的な利益・リスク閾値を決定する	● 治療中止による絶対リスク減少率を評価する ● 治療による絶対危険度を評価する
❽高齢患者における個々の薬剤の相対的効用値を評価する	● 効用は，利益，危険性，治療モニタリングの負担からなる ● STOPP/START criteria，高齢者の安全な薬物療法ガイドラインなどを用いる
❾中止・減量できる薬を明らかにする	● 薬の利益と負担に関する患者の考えを明らかにすることで，非アドヒアランスの正当な理由がわかることがあり，その理由は薬の中止を正当化する
《治療決断後のモニタリングと見直しを行う》	
❿薬の効用と患者のアドヒアランスを継続的に再評価しながら，修正された治療計画を実施し，モニターする	● 医療者・患者・介護者による治療継続・変更・中止などの定期的な再評価が必要

文献1と文献6を参考に作成

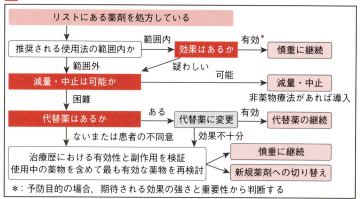

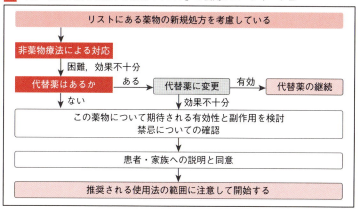

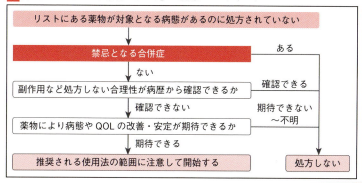

図1 「特に慎重な投与を要する薬物のリスト」と「開始を考慮すべき薬物のリスト」に載っている薬剤の使用フローチャート

文献4より転載

priate prescriptions) criteria/START (screening tool to alert doctors to the right treatment) criteria[2]，高齢者の安全な薬物療法ガイドラインなどがあります．これらのcriteriaに関しては，種々の意見をもとに改訂が行われており，2015年度には，Beers Criteria[3]と高齢者の安全な薬物療法ガイドライン[4]が改訂されています．

　図1に，高齢者の安全な薬物療法ガイドライン2015より，「特に慎重な投与を要する薬物のリスト」と「開始を考慮すべき薬物のリスト」に載っている薬剤の使用フローチャートを示します．なお，「特に慎重な投与を要する薬物のリスト」は，75歳以上の高齢者および75歳未満でもフレイル※あるいは要介護状態の高齢者を主な対象としており，このリストの第一の目的は，薬物有害事象の回避です．

　このようにいくつかのポリファーマシー防止のためのツールが活用できるようになってきています．しかし，これらのツールを活用して，1人の患者に対して1人の医療者だけで対応するのは困難と思われ，種々の医療者・介護者が多角的視点から協働することがポリファーマシーの改善・防止には必要です．

※　フレイル（frailty）：加齢に伴い，ストレスに対する脆弱性が亢進した状態で，筋力低下，動作緩慢，易転倒性，低栄養のような身体的問題，認知機能障害やうつなどの精神・心理的問題，独居や経済的困窮などの社会的問題を抱えた要介護状態の前段階を指す（文献4より引用）．

文　献

1）宮田靖志：ポリファーマシー：何が問題なのか？どうすればよいのか？．「特集 ポリファーマシー」，治療，96：1676-1683，2014
2）Gallagher P, et al：STOPP (Screening Tool of Older Person's Prescriptions) and START (Screening Tool to Alert doctors to Right Treatment). Consensus validation. Int J Clin Pharmacol Ther, 46：72-83, 2008
3）The American Geriatrics Society 2015 Beers Criteria Update Expert Panel American Geriatrics Society 2015 Updated Beers Criteria for Potentially Inappropriate Medication Use in Older Adults. J Am Geriatr Soc. 63：2227-2246, 2015
4）「高齢者の安全な薬物療法ガイドライン2015」（日本老年医学会，他／編），メジカルビュー社，2015
5）Duerden M, et al：Polypharmacy and medicines optimisation：Making it safe and sound. The King's Fund, London, 2013
6）Scott IA, et al：Minimizing inappropriate medications in older populations: a 10-step conceptual framework. Am J Med, 125 (6): 529-537, 2012

（八田重雄）

資料編

4 使える文献&ツール集

　本稿では介護・福祉にまつわる知識を増やすために有効な文献や各種ツールを紹介していきます．

　本書のコンセプトに沿って初学者が読み進めることを想定して選別してみました．医療の基礎知識があって本書を手に取ってくれた皆さんであれば割とすんなり読めてあまり時間も必要ないようなものを紹介しています．介護・福祉について知識を増やしたいときに併用していただけたら幸いです．

● ホームページ

❶「厚生労働省」　http://www.mhlw.go.jp/
ホームページ全体がやや情報量が多く煩雑な印象があり，ほしい情報にアクセスするために少し時間がかかるのですが，公式な情報がこちらに記載されていますのでわからない点などありましたら一度確認してみることをお勧めします．

❷「HOME'S 介護」　http://kaigo.homes.co.jp/manual/
有料老人ホームや介護施設などの入居物件を紹介する企業のサイトです．「お役立ちガイド」のページは，入居施設についての情報が一般の方に向けてうまくまとめられていて知識の整理に役に立ちます．実費用など具体的な記載もありますので，各施設の特徴などイメージをつかみやすいと思います．

❸「公益社団法人 日本看護協会」
http://www.nurse.or.jp/nursing/zaitaku/shokibo/index.html
訪問看護についての説明や今後の協会としてのビジョンなどが掲載されています．

❹「公益財団法人 日本訪問看護振興財団」　http://www.jvnf.or.jp/

❺「一般社団法人 全国訪問看護事業協会」
http://www.zenhokan.or.jp/nursing/
❹，❺は訪問看護について医療関係者ではない人にもわかりやすいよう，平易な言葉で説明されています．

❻「公益社団法人 日本介護福祉士養成施設協会」
http://kaiyokyo.net/index.php
介護福祉士について仕事内容や資格を取るまでの養成施設を紹介しています．学生が進路を決めるうえで参考にすることが多いようで，平易な言葉で説明されています．

❼「Career Garden」　http://careergarden.jp/
職業情報のサイトです．一般の方にわかるようにさまざまな職種について資格を得て勤務を開始するための条件や実際の業務内容，給与についてまとめて記載されています．他職種がどんな仕事を担うことができるのか，知識レベルでの補充に役に立ちます．

● **書籍・雑誌**

❶「たんぽぽ先生の在宅報酬算定マニュアル 第3版」（永井康徳／著），日経BP社，2015
訪問診療にまつわる診療報酬算定について，場面ごとに詳細な説明がなされています．診療報酬について辞書的に利用することができます．

❷「在宅医療物語1，2巻」（永井康徳／原作・解説），たんぽぽ企画，2014，2015
上記❶と同じ永井先生の著書です．漫画で構成されており在宅医療について初学者でもイメージをつかみやすくなっています．シリーズものになっているようです．

❸「これならわかる＜スッキリ図解＞介護保険 第2版」（高野龍昭／著），翔泳社，2015

❹「これならわかる＜スッキリ図解＞障害者総合支援法」（遠山真世，他／著），翔泳社，2014
❸，❹は介護保険や障害者支援について各パートごとに図やイラストを多用することでわかりやすくまとめられています．知識レベルでの補充に役立ちます．

❺「知りたい！ソーシャルワーカーの仕事」（木下大生，藤田孝典／著），岩波書店，2015

❻「ソーシャルワーカーという仕事」（宮本節子／著），筑摩書房，2013
❺，❻はソーシャルワーカーの仕事内容やその考え方について，一般の方にもわかるように説明されています．日常診療のヒントになるような言葉に出会えます．

❼「患者さんにそのまま見せる！ 診療科別医療福祉相談の本 第6版」（向山憲男／監，黒木信之／編著），日総研，2014
臓器別診療分野ごとに適応となる医療福祉制度について，まとめられています．自分の患者さんに適応する部分だけ読んでみるだけでも勉強になりそうです．さらに各医療福祉制度についても，シチュエーションごとにまとめて説明されています．

❽「医療福祉総合ガイドブック2015年度版」（NPO法人日本医療ソーシャルワーク研究会／編），医学書院，2015
生活の場面に合わせて必要な医療福祉制度が説明されていて利用しやすくなっています．

❾「だから訪問看護はやめられない―訪問看護の魅力，ぜんぶ教えちゃいます！」（宮崎和加子／編著），メディカ出版，2010
訪問看護の仕事内容について漫画も利用して初学者にもわかりやすくまとめられています．

❿「実践で困らない！ 駆け出しケアマネジャーのためのお仕事マニュアル」（後藤佳苗／著），秀和システム，2012
ケアマネジャーが現場でどんな業務をどのように実施しているのか，基本的な流れがまとめられています．

※本稿は2016年2月の情報を元にしています．

（堀越 健）

索引

欧文

A
ADL 75, 103

I
ICT 202
ICTツール 204, 213
IPW 158

M〜Q
MRONJ 78
PT-INR 81
QOL 75

和文

あ行
アクションプラン型エコ
　マップ 167
移送サービス 134
医薬品の使用介助 93
医療介護専用SNS 240
医療保険 21
医療要否意見書 129
嚥下内視鏡 79
往診 75, 121
往診カバン 239, 242
オーラルマネジメント 84
お泊まりデイ 61

か
介護支援専門員 64
介護施設の種類 43
介護認定審査 10
介護認定審査会 13
介護の手間 15
介護報酬 126
介護保険 21
介護保険サービス 10
介護保険タクシー 135
介護予防支援 69
介護療養型医療施設 43
介護老人福祉施設 44
介護老人保健施設 45
喀痰吸引 93
緩和医療 185
気管カニューレ 243
義歯 76
創の処置 94
機能強化型在宅療養支援
　診療所 121
虐待 233
共通指標機能 209
業務システム拡張型 217
協力難病指定医 131
居宅サービス計画 65, 150
居宅療養管理指導 180
居宅療養指導管理料 126
薬の処方箋 242
クラウドサービス
　　　　　　　　　 226, 227, 228
グループホーム 46
ケアハウス 47
ケアプラン 65, 150
ケアマネジャー 64, 85
軽費老人ホーム 47
軽費老人ホームC型 47
口腔乾燥症 78
口腔機能管理 84
口腔ケア 75
口腔清掃指導 84
厚生労働大臣が定める
　疾病等 21
公費負担医療制度
　　　　　　　　　　　 126, 128
誤嚥 16, 83
コミュニケーション重視型
　　　　　　　　　　　　　 217
コミュニケーションスキル
　　　　　　　　　　　　　 192

さ
サービス担当者会議
　　　　　　　　　　　 149, 201

索引

サービス付き高齢者住宅 48
在医総管 124
採血 242
在宅医療導入時チェックシート 250
在宅患者訪問点滴注射指示書 25
在宅患者訪問薬剤管理指導 179, 180
在宅時医学総合管理料 122, 124
在宅診療 120
在宅リハ 98
在宅リハビリテーション 98
在宅療養計画 124
在宅療養支援診療所 121
在宅療養支援診療所以外 121
サ高住 42, 48
サ担会 149
残薬 180
歯周病 76
施設 42
施設送迎 135
指定難病 131
住宅改修 111, 114
重度心身障害者医療費助成 130
主治医意見書 10
主治医意見書作成 246
障害者総合支援法 131
照会状 85
小規模多機能型居宅介護 49, 60

小児慢性特定疾患治療研究事業 131
ショートステイ 60
身体介護 90
身体障害者福祉法 130
診療情報提供書 103
診療報酬 120
生活援助 90
生活保護法 129
生理的老化 98
摂食嚥下関連医療資料マップ 79

た
退院支援相談員 140
退院時カンファレンス 138, 186, 201
タイムライン 206
多剤併用 183
多職種 166, 229
多職種情報連携ツール 206
多職種の連絡帳 96
多職種連携 149, 158, 192
短期入所生活介護 60
地域包括ケアシステム 215
地域包括支援センター 69
チーム 229
超音波 242
通院・外出介助 92
通所介護 55
通所サービス 55
通所リハビリテーション 55

デイケア 55
デイサービス 55
手指消毒薬 240
転倒 16
特定疾病 71
特定福祉用具 112
特別管理加算 23
特別訪問看護指示書 22
特別養護老人ホーム 44
特養 42, 44
ドライマウス 78

な
難病指定医 131
認知症 17
認知症高齢者グループホーム 46
認知症対応型共同生活介護 46
認知症対応型通所介護 56

は
肺炎 75
半日デイ 60
病的老化 98
ファシリテーション 170
不安定 17
福祉タクシー 134
福祉有償運送 134
福祉用具 111
福祉用具サービス計画書 116
福祉用具専門相談員 111

261

福祉用具貸与計画　112
不適切処方を回避するための
　　10のステップ　253
フレイル　256
併用薬　180
ヘルパー　89
包括的支援事業　69
訪問介護員　89
訪問看護　19
訪問看護師　20, 29
訪問看護指示書　22, 23, 102
訪問看護指示書の記載項目
　　24
訪問看護ステーション　29
訪問歯科診療　75
訪問診療　75, 121
訪問調査　11
訪問薬剤管理指導　180

訪問薬剤師　179
ポータブルユニット　77
保険点数　120
ポリファーマシー　183, 253

ま

見え検式エコマップ　167
見え検マップ　167
見える事例検討会®　166
ミス・コミュニケーション
　　192
民間救急　135
虫歯（う蝕）　77
ムセ　87

や

薬学的管理指導計画書　180

薬剤師　179
薬剤師居宅療養管理指導
　　指示　180
有料老人ホーム　42, 48
要介護　14
要介護度の更新　150
要介護度別の状態　13
要介護認定　10
要介護認定等基準時間　10
養護老人ホーム　46
要支援　14

ら・わ

リハビリ　45
療養通所介護　56
連絡帳　95, 205
老健　42, 45
ワルファリンカリウム　81

[編者プロフィール]

大橋博樹（Hiroki Ohashi）

多摩ファミリークリニック 院長
東京医科歯科大学 臨床准教授

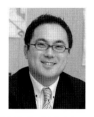

2000年獨協医科大学を卒業し，武蔵野赤十字病院で初期研修，聖マリアンナ医科大学や筑波大学，亀田メディカルセンターで家庭医療を学び，川崎市立多摩病院総合診療科医長として赴任，家庭医療後期研修プログラムを立ち上げました．2010年に多摩ファミリークリニックを開業．全年齢に対応した訪問診療や地域活動にも積極的に参加しています．幅が広く，奥も深い「できる家庭医」をめざし，日々頑張っています．

本書はGノート誌の連載「医師として知っておくべき介護・福祉のイロハ」（2014年4月号～2015年12月号）を全面的に刷新し，さらに新規項目を加えたものです．

Gノート別冊

医師のための介護・福祉のイロハ
主治医意見書のポイント、制度・サービスの基本から意外と知らない多職種連携のあれこれまで

2016年5月1日 第1刷発行	編 集	大橋博樹（おおはしひろき）
	発行人	一戸裕子
	発行所	株式会社 羊 土 社
		〒101-0052
		東京都千代田区神田小川町2-5-1
		TEL　03（5282）1211
		FAX　03（5282）1212
		E-mail　eigyo@yodosha.co.jp
		URL　www.yodosha.co.jp/
© YODOSHA CO., LTD. 2016	装 幀	Malpu Design（渡邉雄哉）
Printed in Japan	カバーイラスト	おおさわゆう
ISBN978-4-7581-1790-6	印刷所	株式会社平河工業社

本書に掲載する著作物の複製権，上映権，譲渡権，公衆送信権（送信可能化権を含む）は（株）羊土社が保有します．
本書を無断で複製する行為（コピー，スキャン，デジタルデータ化など）は，著作権法上での限られた例外（「私的使用のための複製」など）を除き禁じられています．研究活動，診療を含み業務上使用する目的で上記の行為を行うことは大学，病院，企業などにおける内部的な利用であっても，私的使用には該当せず，違法です．また私的使用のためであっても，代行業者等の第三者に依頼して上記の行為を行うことは違法となります．

JCOPY ＜（社）出版者著作権管理機構 委託出版物＞
本書の無断複写は著作権法上での例外を除き禁じられています．複写される場合は，そのつど事前に，（社）出版者著作権管理機構（TEL 03-3513-6969，FAX 03-3513-6979，e-mail：info@jcopy.or.jp）の許諾を得てください．

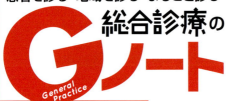

患者を診る 地域を診る まるごと診る
Gノート General Practice

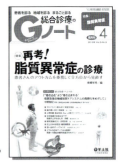

隔月刊 偶数月1日発行　B5判　定価（本体2,500円＋税）

あらゆる **疾患・患者**さんを **まるごと**診たい！
そんな医師のための「**総合診療**」の実践雑誌です

- 現場目線の具体的な解説だから，かゆいところまで手が届く
- 多職種連携，社会の動き，関連制度なども含めた**幅広い内容**
- 忙しい日常診療のなかでも，**バランスよく知識をアップデート**

☐ **年間定期購読料**（国内送料サービス）
- 通常号（隔月刊年6冊）　　：定価（**本体15,000円＋税**）
- 通常号＋**WEB版**※　　　：定価（**本体18,000円＋税**）
- 通常号＋増刊（年2冊）　　：定価（**本体24,600円＋税**）
- 通常号＋**WEB版**※＋増刊：定価（**本体27,600円＋税**）

※WEB版は通常号のみのサービスとなります

詳細はコチラ▶ www.yodosha.co.jp/gnote/

Gノート増刊 Vol.3 No.2

総合診療力をググッと上げる！
感染症診療

実はこんなことに困っていた！
現場の悩みから生まれた納得のコツ

濱口杉大／編

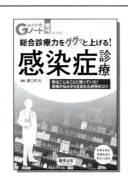

**感染症にもっと強くなる！
患者背景や診療環境をふまえ，経験豊富な医師が解説！**

「高齢者や入院患者，終末期患者ではどうする？入院できない患者の場合は？特殊感染症だったら？検査所見の活用法は？」など専門医がいない病院・診療所でどう診るか，現場目線で解説！

☐ 定価（本体 4,800円＋税）　☐ B5判　☐ 236頁　☐ ISBN978-4-7581-2312-9

発行　羊土社 YODOSHA　〒101-0052　東京都千代田区神田小川町2-5-1　TEL 03(5282)1211　FAX 03(5282)1212
E-mail：eigyo@yodosha.co.jp
URL：www.yodosha.co.jp

ご注文は最寄りの書店，または小社営業部まで